亡くなった人にできること

死んだ人はどこへ行き、何を思うのか

看護師・僧侶
玉置妙憂

SOGO HOREI PUBLISHING CO., LTD

はじめに

私は看護師であり僧侶でもありますが、その立場も含めたひとりの人間として、今まさに死に直面している方々からお話を聴かせていただくスピリチュアルケア（心の奥深いところのケア）活動をしています。スピリチュアルケアでは、介護、看取り、そしてその後の生活と、逝くご本人だけでなく、看取るご家族とのお付き合いも多くあります。

生きとし生けるものにとって「死」は必然です。ことさらに構えることでもないのかもしれません。でも、私たちには「心」があるので、悼むのです。

「あの時、もっとこうすればよかった」
「あの時、ああしていたら死なずにすんだかもしれない」
「どうしてああしなかったろう！」

唯一無二の大切な人の死に際して、私たちはさまざまに後悔せずにはいられません。私たちの「死」にはひとつとして同じものはなく、だからこそ正解もありはしないのに、完璧な看取りがさもあるかのごとく追い求めて、悔やみ続けてしまうのです。

大切な人を失った悲しさ、寂しさ、空しさは到底言葉にできるものではありません。

本書はそのどうにもならない気持ちを抱えておられる方々と、しばし一緒に過ごす時間を持たせていただけたらと思い、筆を執りました。

話の順番は次のようになっています。

まず、第1章では大切な方を亡くして後悔しておられる方々のご様子について触れます。第2章では亡くなった人がどこにゆくのか、死後の世界はどうなっているのか、について考えてみました。第3章は「死との向き合い方」について、第4章では亡くなった人に私たちができることをお伝えいたします。そして最後の第5章は、死に際して「世間一般のようには悲しめない」と感じるとき、どうしたらいいかというお話をさせていただきました。

今、あなたが抱えている後悔に対する正解や、悲しさ、寂しさの解決方法をお示しできるわけではありません。ただただ、みなさまと一緒に、死との向き合い方を考えてみたいと思ったのです。

私の拙い言葉ではありますが、あなたが「今」を「明日」につなげるための小さな道標としてくださるなら、それほど嬉しいことはありません。

玉置妙憂

目次

亡くなった人にできること
―死んだ人はどこへ行き、何を思うのか―

第1章 大切な人を亡くした後悔

第2章 死後の世界と大切な人への関わり方

第3章 故人が喜ぶ最大のご馳走はあなたの幸せ

第4章 明日からあの人に毎日できること

第5章 亡くなったのに悲しめない人はどうすればよい？

ブックデザイン／新開裕美
DTP／横内俊彦

1章

大切な人を
亡くした
後悔

大切な人を亡くした後悔

「親への私の看取り方は正しかったのでしょうか？」
「病気で亡くなった夫に、もっとできることがあったのではないでしょうか？」

私は現役の看護師で高野山真言宗の僧侶でもあります。医療とスピリチュアルケアの両方の視点をもちながら、これまでにいくつもの看取りの場にいさせていただきました。

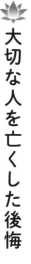

その経験から最近では、医師会や地域包括支援センターなどの依頼を受けて講演会の講師を務めることがあります。

1年間に数十回ほど登壇している講演会のテーマは、「死に逝く人にどう寄り添うか」といったスピリチュアルケアに関するものがほとんど。これから家族や大切な人を看取る方に対して、少しでもお役に立つことがあればとお話しさせていただいているのですが、実際は参加者の３分の１程度が、すでにどなたか近しい人を看取られた経験をお持ちになっている人です。

最初は、「なぜ、すでに看取った経験のある方が参加されるのか？」と不思議でした。なぜなら、私がお伝えしているのは、これから看取ろうとする方々へのお話ですから。

でも、参加者の方から何度かお話を聞いてみると、理由が見えてきました。その答えにつながるのが、まさに冒頭に挙げたご質問というわけです。

亡くなった人に対してどうにもならない後悔や悩みを抱えている方が、今の社会には多くいらっしゃるように思います。そして、その思いを受け止める受け皿やコミュニティを見つけられず、皆さん独りでこの悩みを抱え込んでいらっしゃるようなのです。

後悔の四つの傾向

講演会の会場や、個別にお目にかかってお話をお伺いしていますと、ご家族や恋人を失くした方が抱える後悔には、いくつかの種類があるように感じます。

①亡くなった人が自分のことを恨んでいるような気がする

②亡くなった原因は医療ミスだったのではと疑心暗鬼になる

③看取りに関する意見の食い違いで家族の仲が悪くなってしまった

④亡くなった人が地獄に落ちてしまったのではないかと心配になる

①の場合では、「あの時、もっと話してあげればよかった」「あの時、もっと美味しい物を食べさせてあげればよかった」など、介護や看病中の出来事が頭から離れない苦しみを抱えていらっしゃいます。それが高じて「故人が成仏できていないのでは？」とまで思ってしまわれる方もいらっしゃいました。

②の場合では、「もっと違う治療の選択肢があったのではないか」「何かのミスがあって大切な人の死が早まったのではないか」「間違った治療方法で苦しい思いをさせたのではないか」という思いを抱えておられます。

③の場合では、大切な人が亡くなった悲しみに加え、介護・看病から看取りまでの過程で生じた意見の食い違いから、残った者同士がうまくいかなくなってしまったという悩みを抱えていらっしゃいます。

④の場合では、死んでからも故人が苦しんでいるのではないかという心配が拭えず、どうにもやり切れない気持ちを抱えていらっしゃいます。

もちろん、個別のケースを見ていけば、それぞれに細かな事情は違います。ただ、いずれにしても大切な人を失ったことをきっかけとして、皆様さまざまな苦しみを抱えていらっしゃるのです。

なぜ大切な人の死はこれほどまでに辛いのか？

私自身の体験からも、また、看取りの現場を拝見していても言えることですが、大切な人を失った直後は、意外に皆さん落ち着いておられる方が多いようです。

「覚悟していたことですから」
「ありがとうございます。大丈夫です」

声をお掛けすると、このようにおっしゃる方も多くいらっしゃいました。しかし、初七日、二七日、と時が流れるにつれて、深い悲しみの穴がぽっかり開くようになります。

実は大切な人を失った喪失感や後悔といった深い愛別離苦《あいべつりく》は、時間を置いて訪れる傾向があるようなのです。もちろん、亡くなった直後からその悲しさを表出することができる方もいらっしゃいますが、人によっては1カ月、3カ月、半年という長期に及ぶタイムラグをもって、やっと悲しみを表出できるようになるということも少なくありません。

人は自分の生活にあまりにも大きな変化が起きると、無意識のうちに防衛本能を働かせます。そのため、大切な人の死の直後は、あまりに大きな喪失のショックから自分の心をブロックし、無意識のうちに自分を守るのでしょう。しかし、ちょっと時間が経った頃、多くはさまざまな行政手続きなどが終わってひと段落した頃に、いよいよ真正面から大切な人の死という事実に向き合うことになります。

「あの人が死の間際に残した言葉はどういう意味だったのだろう？」
「何でもっと優しい言葉をかけることができなかったのか」

後悔が波のように押し寄せ、感情の振り幅が大きくなって、制御不能となってしまうようなことがあるのはこの頃からです。四六時中、故人のことが頭から離れなくなってしまったという方もいらっしゃいました。

死と時間の関係性

「なぜ大切な人の死はこんなにも辛いのだろう」

まさに、今、ご家族や大切な人の死に直面している方の多くは、このように感じていらっしゃるのでないかと思います。


まず、そもそも私たちは「生き物」です。どこまでも生きることを当たり前に追求します。ですから、生き続けられなくなる「死」に恐怖を覚え、辛いと感じるのは、いたしかたないのでしょう。むしろ、生き続け、種の保存を果たすために、「死」を怖い、辛いと感じるように本能にインプットされているのかもしれません。

ましてや、大切な人の「死」であればその怖さ、辛さはなおのことでしょう。とても言葉では言い表すことのできない喪失感、虚無感、孤独感。拭っても拭っても滲み出てくる底なしの悲しみは、心にも体にも大きな重しをくりつけ、もう二度と心から笑える日はこないだろうと思うほどです。

でもそのなかで一つだけお伝えできるのは、

「時間が解決してくれる」

ということです。悲しみの渦中にいる方にしてみれば、なんてありきたりな言葉なんだろうと感じるかもしれません。でも、実際に私自身も大切な夫の死から立ち直るのに、「時間薬」にはずいぶんと助けられました。

残された人に起きていること

「時間薬」とは、私たちに備わっている自己回復力のことです。現代医学のような即効性はありませんが、確実に自分で自分の体や心を修復する力を誰もが持っています。ただそれには時間がかかります。時間を過ごすこと、時間をかけること、それを「時間薬」と表現するのです。スピリチュアルケアの現場では、大切な人を亡くして悲しみを抱えた方が、他の方の同じような悲しみに冷静に付き合えるようになるまでには2年かかると考えます。つまり、大切な人の死を受け入れるにはそのくらいの時間がかかるということです。もちろん、個人差はあります。

そして、どんな薬もそうですが、うまく使わなければその効果も望めません。後悔する気持ちが強過ぎたり、過ぎ去ったことに固執してしまったり、すべて自分の責任だと背負い込んでしまったり、とにかく「〇〇過ぎる」と、時間薬がうまく効かない傾向にあるようです。

極端な人では、「ミイラ作り」という行為に走ることがあります。

ミイラ作りとは、亡くなった人の物を捨てられないで取っておくことです。

故人の洋服や生前に大切にしていた物を形見として残しておくことは一般的ですが、ミイラ作りでは、たとえば、故人が鼻をかんだあとのティッシュまで捨てられなくなります。故人が残した物をすべてかき集めて〝ミイラ〟を作っているというわけです。

ここまで行き過ぎてしまうと、単なる喪失感などではなく、うつや適応障害という病気の可能性も考えなくてはいけません。

本書では、今、さまざまなお立場にいらっしゃる方々と一緒に、「死」との向き合い方を考えてみたいと思います。

現代人の科学脳と死の関係

私たちの祖先は今の私たちよりも死と上手に向き合っていたのではないかと思います。たとえその死が不遇だったとしても、神様が決めた寿命や運命と考え、そして折り合いをつけていたのではないでしょうか。

しかし、これまで見てきたように、いつからか私たちは死との付き合い方が下手になってしまったようです。

なぜでしょうか。

その原因について、私は科学の発展が大きく関係していると思っています。

たとえば、昔はどうにもならないことがたくさんありました。

水が欲しかったら川に汲みに行き、太陽が落ちたら、暗くなるので寝るしかない。

欲求を我慢したり、仕方がないと思ったりすることがたくさんあったのではないでしょうか。今では考えられないことですが、ちょっとした怪我で、命を奪われることもあったでしょう。それでもその時代の人たちは「しょうがない」と受け入れて、前に進んでいったのではないでしょうか。

ところが、そのうちに水道がひかれ、夜はランプや提灯、現代では電灯が明かりを灯してくれるようになりました。科学の「万能性」が、「しょうがない」という折り合いをつける心の力をどんどん消していったのです。

科学が私たちにもたらした代償

生活が便利になってからも、近代までは科学で解き明かせないものがたくさんありました。災害や疫病が発生すれば、神様が怒ったと信じられていましたし、大航海時代には地の果てに行くと、船は地球の端から落ちると思われていました。

しかしそれらも、人類の飽くなき探求と科学の発展で明らかになり、説明できるようになりました。疫病は動物が発生源となって広がり、ワクチンを打てば予防できる。

地球は平坦ではなく、球状の形だとわかったのです。
そうして知らなかったことがひとつ、またひとつと消えていくと、私たちはすべてを知らないと納得できない体質になっていきます。すべてに答えがあり、私たちは皆、その答えに辿り着けるものだと思い込んでしまったのです。そして、行き着いたのが現在の状態です。

わからないことをわからないままで、放っておけなくなった。

現代人はなんでも白と黒をはっきりさせたがります。物事をよい、悪いという二元論で語りたがり、曖昧なままに捨てておきません。私はこの現代人の思考を〝科学脳〟と呼んでいます。

現代科学でも解き明かせていない「死」という問題

しかし、現代でも科学的に解明されていないことはたくさんあります。

その代表的な現象こそが「死」です。

「何で人間は死ぬんですか？」

と問われたら、何と答えればよいでしょう？　さらに、

「じゃあ死んだらどこに行くんですか？」

と問い詰められると、答えられなくなってしまう。死の周りには、まだまだわからない、答えの見つかっていないことがたくさんあるのです。

けれども、科学脳に支配された私たちは、わからないことをわからないままにして置けなくなりました。我慢したり、仕方がないと思ったり、折り合いをつけることに免疫を失った私たちは、「死」を受け入れることがとても苦手になったのです。

なぜ人は死ななくてはいけないのでしょうか

なぜ人は死ななければならないのでしょうか。この永遠のテーマに、私たち人間は、少なくとも２５００年も前にはすでに向き合っていました。

お釈迦様のお話に次のようなものがあります。

あるところで、幼い我が子を亡くした母親が、悲しみに打ちひしがれていました。自分にとってかけがえのない、我が子が死んでしまったのです。

「どうして私だけこんな目に合わなければならないのか」

嘆き悲しむ彼女は、現実を受け止められませんでした。

彼女は、我が子の亡骸を胸に抱きながら、

「どうかこの子を生き返らせる薬をください」

と村中を彷徨《さまよ》い歩きました。

そんななか、ある家の人が、

「きっとお釈迦様ならあなたの望む薬を与えてくれるだろう」

と教えてくれました。希望を見つけた彼女は早速お釈迦様のもとを訪れ、

「この子を生き返らせる薬をください」

と嘆願しました。母親の話を黙って聞いていたお釈迦様は静かに目を開くとこう言いました。

「わかりました。その薬を作るには芥子《けし》の実が必要です」

さらに、付け加えて次のように言いました。

「ただし、その芥子の実は、今までに死者が出たことのない家からもらってくる必要があります」

我が子を生き返らせる方法がわかった母親は大喜びで、さっそく家々を訪ねました。

「芥子の実を分けてくれませんか？」

「ああ、いいですよ。芥子の実くらい、お安いごようです」

しかし、母親が重ねて、

「ところで、今までにこの家から死者は出ていないでしょうね？」と尋ねると、

「いいえ、この間おばあさんが死んだばかりですよ」と答えました。この家の芥子の実では役に立ちません。


そこで次々に家を訪ねました。

どの家にも芥子の実はあり、どの家の人も分けてくれると言うのですが、

「今までにこの家から死者は出ていないでしょうね？」と尋ねると、

「昨年夫が……」

「何年か前に子どもが……」

「私の両親はすでに二人とも……」

といった返答ばかりです。母親は、とうとう死者を出したことのない家を見つけることはできませんでした。

歩き疲れた母親は、胸に抱いた我が子の亡骸を見つめながら涙を流します。

「死は誰にでもやってくる。私だけではなかった。誰もが同じ苦しみを背負っていたんだ」

この理《ことわり》に気付いた母親は、抱いていた我が子の亡骸を弔《とむら》うために歩き出すのです。

お釈迦様の話から学ぶこと

この話は、この世の中のすべては、生じ、そして滅んでいくのだという理を私たちに伝えています。

そして、私はもうひとつ大事なことを伝えていると思っています。それは、大切な人の死を悔やまない人はいないということです。

しばしば、テレビや小説では死の直前に「ありがとう」と言って、家族に見守られながら、穏やかな死を迎えるシーンが描かれますが、実際にはなかなかそうはいきません。

朝には「心の準備はできている」と言っていたおばあちゃんが、夕方には「死にたくない」と涙を流す。「オレは達観したから死は怖くない」と言っていたおじいちゃんが、実際に体がきつくなってきたら「先生、何とかしてくれ。何とか治してくれ」と懇願する。

私たちが生きている世界では、死への過程は決して穏やかなものではありません。ですから、大切な人を看取られた方の心中も複雑な思いでいっぱいになるのは、至極当然なのです。大切な人の死は誰にでも訪れます。そして、その死を嘆き悲しむ「後悔」も、誰にでも訪れます。それがなぜなのかという答えをお示しすることはできませんが、どうやらそういうもののようです。

周りに頼って治療方法を決めてしまった

ミホ（仮名）さんは60代前半の女性です。

ある日、5歳年上のご主人が「体調が悪い」と言うので、病院に行くと、医師から大腸ガンと診断されました。これから余生を二人で楽しく過ごしていこうとしていた矢先の出来事で、夫婦ともに大きなショックを受けました。

それでも、すぐに気持ちを切り替えて闘病していくことを決意します。

二人は信頼できる親族や友人に相談したところ、

「1カ所の病院で、治療方法を決めちゃいけない」

と言われたそうです。ご主人としては、診断を受けた最初の病院で治療を受けようと思っていたのですが、そのアドバイスを受けて、他の病院も受診しました。すると、最初の病院とは違った治療方法を提案されます。さらに、3番目の病院にも行ってみると、また違う治療方法を言い渡されました。

最初は迷いがなかったご主人も、これにはさすがに困惑して、ミホさんと一緒にとても悩みました。治療方法についてインターネットで詳しく調べたり、医療に関連する本も読んだりしたのですが、決めることができません。

結局、二人は医療に詳しい親戚の意見に従い、2番目に受診した先生の治療方法で進めていくことにしたそうです。治療方法は決まったものの、ご主人とミホさんの心は落ち着きませんでした。「どれが正解なんだろう。これでよかったのだろうか」という不安が大きく残っていたそうです。

他人に判断を委ねたことが後悔のきっかけに

その後、治療を始めてからもご主人の病気は思うようによくなりませんでした。むしろ、時間が経つほど、体調は目に見えて悪くなっていきました。

結局、ご主人は二年後に他界されました。

ミホさんは今でも夫の死を悔やんでいます。

「あの時、もっと納得のいくまで治療方法を調べればよかった」

「最初の病院で提案された治療をしていたらお父さんはまだ生きていたのではないか」

と後悔しているのです。今でもそのときのことを思い出して、

「あの時、私がしっかりしていれば」

と苦しみが消えません。


私たちは、しばしば決断をしなければならない局面に立たされます。そんな時には、周りの意見や、多方面からの情報を集めます。でも、それらはあくまでも決断するための材料であって、その通りにすればよいという答えではないのです。あくまでも、決断を下すのは自分。この自分軸を見失ってしまうと、すべての事が過ぎ去った後、後悔の念が複雑に絡み合い、深まってしまうようです。

悲惨な形で逝かせてしまったと自分を責める

40代のマキ（仮名）さんは先日、母親を亡くしました。

二人はとても仲のよい母子で、以前に母親が乳がんを患ったときも、マキさんは献身的に看病しました。その甲斐あって、乳がんは克服したのですが、ちょっとした風邪から肺炎を起こしたことがきっかけで入院。医師から「このままでは危ない」と説明を受けるほど重症になってしまい、口からまったく食事を摂ることができなくなってしまったのです。

医師からの提案を受け、母親は胃ろうと気管切開をすることになりました。胃ろうとは、嚥下《えんげ》機能の低下などにより口から食事を摂ることが困難になった人が、胃に直接栄養を投入するための医療措置のことです。

乳がんの罹患歴があったとはいえ、立派に独り暮らしができ、楽しく会話もできていた母親でしたが、その影響もあってか寝たきりになり、みるみる意思疎通もままならない状態になってしまいました。その後、自宅ではどうにも看きれなくなり、施設に入所。それからというもの、ものも言わぬ母親は施設のベッドの上から降りることなく日々を過ごし、3年後に命を終ったのです。

その時のことを思い出すと、マキさんは今でもやり切れない気持ちになります。

「あの時の選択の結果が3年間の寝たきり状態でした。まるで生きる屍のようでした。母が亡くなってから3年経ちますが、母に謝っても謝り切れません。私のせいで、苦しい最期を過ごさせてしまった。私の選択が間違っていたんです」

彼女は母親の最期の姿を忘れられず、3年が過ぎた今でも発作のように悲しさ、苦しさが噴き出してくると言います。まだ、母親の生前の写真を見ることもできません。

「あのまま逝かせてあげればよかった。お母さん、ごめんなさい。許して」

と、涙が乾くことはありません。

終わったことはすべてベストチョイス

私は看護師という職業上、いろいろな看取りの場面を拝見してきました。その経験から、つくづく「人の寿命は決まっている」と思います。

現代医学の粋を尽くして治療をしても効果なく逝ってしまった人もいれば、すべての治療を止めても何年も生きた人もいました。

そう考えると、人の寿命はあらかじめ決まっているようにしか思えないのです。

そして、人はどんな選択肢を選んでも後悔する生き物です。

「わたしがあんなことをしたから」

というお気持ちはわかります。でも、あなたがあの時に違う選択肢を選んでいたとしても結果は変わらなかったかもしれません。世の中には、私たち人間ごときにはどうにもならないことがあるのです。

故人の意思を知りたいと願う

母親を数年前に亡くした30代のカナコ（仮名）さんのお話です。

ある日、カナコさんが職場で働いていると、携帯電話に見知らぬ番号から連絡がありました。電話に出てみると、なんと病院から。母親が脳梗塞で倒れたとのことでした。カナコさんはすぐさま病院に駆け着けましたが、母親は重体。医師からは助かる可能性は低いと言われたそうです。カナコさんはわずかな望みに希望を託して延命治療を希望し、必死に母親を看病します。一時は意識も回復したそうですが、ほどなくして亡くなりました。

あまりの突然の出来事にカナコさんは茫然自失します。ショックのあまり涙も出ませんでした。その時のことを彼女は次のように振り返ります。

「失意のまま葬儀を済ませたあと、亡くなった母の本棚を整理したんです。そうしたら、母が「終活」についての本を読んでいた様子で、母なりに自分の最期を考えていたことがわかりました。でも、死ぬ直前の母はすでに脳梗塞の症状で喋れない状態で……。私は何も聞き出すことはできませんでした」

カナコさんは母には何か自分の最期についての希望があったのではないかと思っています。それを聞いてやることもできなかったことを悔いているのです。

「たら」「れば」で考えてはいけない

私たちは、わからないことをわからないままに置いておくことが苦手です。だから、カナコさんは、聞いてあげることができなかったお母さんの希望が何だったのか、ずっと考えてしまっています。もちろん、そのお気持ちはわかります。でも、あの時カナコさんはベストを尽くしたのです。

過ぎたことはすべてベストチョイス。

「たら」「れば」で考えるのは少しお休みしませんか。「あの時はあれがベストだったんだ」とご自分を認めてあげてよいと思うのです。

2章

死後の世界と大切な人への関わり方

死後の世界の考え方は5通り

「死んだ人はどこにいきますか？」

「死んだらどうなるんでしょう？」

看取りの現場にいると、しばしば患者さんやご家族からこう尋ねられます。死の存在を近くに感じている方の最も深刻な、そして最も興味のある問題でしょう。


死後の捉え方は概ね次の5通りに分けられると言われています。

①死後の世界はない
②あの世が存在する
③輪廻転生する
④DNAに受け継がれる

⑤自然に返る

①番目は死んだら終わりという考えです。自分の意識はなくなり、完全な無と化します。典型的な〝科学脳〟の考え方で、医者や科学者など理系の方に多いように感じます。

②番目は死んだら、今の人間の姿のままあの世で暮らすという考え方です。その場所は神様の足元や極楽浄土、お花畑かもしれません。いずれにしても、おばあちゃんはおばあちゃんの姿のまま、おじいちゃんもおじいちゃんの姿のまま、私たちとは別の次元の世界で暮らすことになります。

③番目は亡くなったら、別の姿に生まれ変わるという考えです。魂はそのまま続くのですが、来世では人間ではないかもしれない。もしかしたら大切な人は、犬やお花になって新たな人生を歩んでいるかもしれません。

④番目はＤＮＡの二重螺旋構造のなかに脈々と続いていくという考え方です。私た

ちのDNAのなかには、おばあちゃんやおじいちゃん、お母さん、お父さんから受け継いだ遺伝子が含まれています。その遺伝子が子どもや孫など、子々孫々に脈々と継承して生き続いていくという考え方です。

⑤番目は宇宙や神、自然などの人智を超えた大きな存在と融合していくという壮大な考え方です。わかりやすい例では、ちょっと前に歌手の秋川雅史さんが歌う『千の風になって』という曲が流行りましたね。この歌はまさにこれでしょう。「私はお墓になんかいないんだよ。風になって世の中を回っているから。だから悲しまないでね」ということです。

自分なりの死後の世界感を持ってよい

さて、あなたはどのようなお考えをお持ちでしょうか。もちろん、正解があるわけではありません。また、一度決めたら終生変えてはいけないというものでもありません。でも、その時々に、「死んだらどうなるのかな」と、死のその先を考えておくことは、死生観を育てることにつながります。

５通りとご紹介しましたが、もちろん、それぞれの考え方を融合させて「死んだらあの世に行って、ＤＮＡも受け継がれて、宇宙と融合する」という独自の死後の世界観があってもよいのです。

科学では説明も証明もできないことではありますが、考えてみる。時にはご家族と話題にしてみる。そこから生じてくるものがきっとあるはずです。

修行中に見た輪廻転生の理

死後の世界観を5通り紹介いたしました。

「妙憂さんはどう考えているの」

と時々お尋ねいただきますので申し上げますと、実は私、この世の生きとし生けるものが生まれて死んでいくしくみを修行中に見たように思うのです。

それは僧侶になるために高野山で修行をしていたときの護摩行での出来事です。

護摩行は、密教（主に真言宗、天台宗）で行われる修法で、真言宗の僧侶になるためには加行《けぎょう》という行をしますが、その行のなかのひとつです。

「護摩」はサンスクリット語の「ホーマ」を音訳したもので、物を焼くという意味があります。護摩行は、護摩木を炊き上げた炎や煙でもって天上にいる仏に願い事を伝えるための手法なのです。

護摩の炎に人の生き死にと輪廻を見る

護摩行に励む日々のある日、この世のあらゆるものが生まれて死んでいくしくみを見た瞬間がありました。それはもう、理屈や理論ではなく、「そうなのかな？」という疑問でもなく、不動の理として「見た」という感覚です。この感覚は言葉にした途端に違うものになってしまうので、うまくお伝えすることができないのが残念です。

それでもあえて言葉にするとすれば、人は小さな光の粒の集合体でした。

その微細な粒はこの宇宙の四方八方から集まってきます。そして、〝そこに在ろうとするエネルギー〟の高まりとともに水で言えば沸点のような変換の瞬間を迎えて、目で見て触ることのできる〝実《じつ》〟を持つようになります。

しかし、時が経つにつれて、徐々に〝そこに在ろうとするエネルギー〟が弱くなり、集まり留められていた微細な光の粒たちは解き放たれ、再び宇宙に霧散していきます。

そしてまた次にどこかで集められて、再び実《じつ》となり、また霧散して空となり……。

この経験から、すべてのものは、この繰り返しなのだと見たのです。ですから、人間である私のこの体を作ってくれている粒のなかには、かつて他の実《じつ》を作っていた粒が入っています。もしかすると、その同じ実《じつ》に由来する粒が、あなたのなかにも入っているかもしれません。亡き夫のなかにも入っていたかもしれません。それが、人が不思議と縁を紡いでいく理由なのではないかと考えたりもします。

死後の不思議な現象

しばしば大切な人を亡くしたご遺族から、故人の存在を近くに感じるというお話を聞くことがあります。

「あ、今、死んだお父さんが近くにいるね」

という具合にです。

先ほどの粒のお話からすれば、これは、奇妙なことでも、不思議なことでもありません。亡くなった方を作っていた微細な光の粒は、あたりいっぱいに存在しているからです。ご家族にはそれを感じることができるのでしょう。

「亡くなった主人を思い出して悲しくて落ち込んだ気分で買い物をしたら、お釣りが777円だった」

「何回も忘れ物に気付いて家に戻る羽目になったのだけど、3回目に戻った時、ストーブがつけっぱなしだったことに気付いた」

他にも、何とも不思議な出来事を聞くのですが、それらは、単なる偶然やたまたまではなく、亡くなった方からこの世に残っている方へのメッセージだと、私は思います。肉体という実《じつ》がなくなったら終わりではない。亡くなった人は、かつて使っていたコミュニケーションの方法ではなくなりましたが、ありとあらゆる他の方法で、私たちにメッセージを送り続けてくれているように思うのです。

亡くなった人は、山にも雲にも空にも海にもいる

小さな光の粒の集合体である人間が、今回の人生で使った肉体を脱ぎ捨てると、その粒は元の宇宙に広がり戻っていきます。亡くなった直後はその粒がまだ色濃く漂っているので、先述したような不思議なことが起きたりするのかもしれません。

この本を読んでくださっている方のなかにも、「あれがそうだったか」と思い当たる体験をされた方がいらっしゃるのではないでしょうか。

私の夫が亡くなった直後は、私の他には誰も家にいないのに足音がしたり、ドアを閉める「バタン」という音がしたりすることがありました。でも、不思議と怖いと感じることはなくて、「夫からのメッセージだ」と感じていました。彼が「大丈夫。これまでと何も変わらないよ」と伝えてくれているのだと思ったのです。

時には姿を変えて出てきてくれたこともありました。書き物をしているとペンのお

しりに小さな虫が留まるのです。最初は追い払っていたのですが、何度振り払っても同じところに戻ってきて留まります。

また、息子たちとご飯を食べている時にも小さな虫が飛んできて、テーブルに留まるのです。払っても、払っても戻ってきて、挙句の果てにはテーブルの上で私たち家族のことをじーっと見ています。

そんなことがある度に、「これは彼だ」と感じます。子どもたちもごく自然に「これはお父さんだね」と言っていました。

あれから10年。彼を形作っていた小さな光の粒たちは、宇宙全体に広がり、そのなかのいくつかは、もう新しい実《じつ》としてこの世の中に再び存在しているかもしれません。そう思うと、花屋さんの店先でふと目を引かれた花までもが、「彼かもしれないな」と感じられ、愛おしく思えるのです。

アンテナを張っていれば故人を感じることができる

どうやら、このような体験をしているのは私だけではないようです。

実は、ご遺族から不思議な話を聞くことがよくあるのです。


60代の女性ケイコさん（仮名）が、がんで旦那さんを亡くした直後の話です。お二人はとても仲のよいご夫婦でした。

ある日ケイコさんは、旦那さん共々お世話になっていた恩師と弔い酒の場を設けたそうです。恩師と一緒に旦那さんの思い出話を思う存分した帰り道でした。ケイコさんがカバンから携帯電話を取り出すと、着信ランプが光っています。

「あら、気が付かなかった。誰からだろう？」

発信元を確認すると、なんと旦那さんの名前がディスプレイに表示されていたそうです。

「ああ、あの人もあのテーブルに来ていたんだな」

彼女は少しの驚きとともに、ごく自然にそう思えたそうです。

「彼の事ばかり話していたから、気になって来ていたんでしょうね（笑）。着信の合図をくれたのは、『俺は大丈夫だから、君も泣いてばっかりいないで前向いていきな』と私に伝えてくれたんだと思います」

そうお話ししてくださったケイコさんの静かな笑みが印象的でした。

私たちの周りには、実はこういった亡くなった方からのメッセージがたくさん届いているのではないかと思います。ただ、それを私たちのほうが受信できるかどうかなのではないでしょうか。「ありえない」「ばかばかしい」「勘違いに決まっている」と切り捨ててしまわないで、アンテナを柔軟に張ってみようではありませんか。きっとあなたにも届いていると思いますよ。

現世からあの世へ「回向《えこう》」を通して伝える

「私には、どうやらメッセージが届いていないようです。悲しい……」という方に、こちらから積極的にあちらと関わる、次の方法をご提案させていただきたいと思います。

功徳《くどく》を積んで回向する。

あちらに逝ってしまった愛する人に、こちらにいる私たちからできることは何もないと思い込んでいらっしゃいませんか。何もできないと思うと、苦しいこともあるでしょう。そんなときは「回向」という方法があります。

回向とは「回り差し向ける」という意味で、自分が修得した善行の功徳を他に回し向けることを言います。もう少し平たく言いますと、こちらであなたが積んだ功徳は、あちらにいらっしゃるあの方へ届けることができる、ということです。功徳が届くと、届いた人の周りは明るくなり、よいことがたくさん起きるようになるそうです。

私たちからあちらに向けて何もできないわけではないということ、おわかりいただけたでしょうか。

では、「功徳を積む」にはどうしたらよいのでしょう。たとえば、おばあちゃんの重そうな荷物を一緒に運んであげる、電車のなかで妊婦さんがいたら席を譲ってあげる、地域を活性化させて商店街を盛り上げる企画を作る。被災地でボランティアをする。もちろん、これらはすべて徳を積んでいることになります。

でも、もっと当たり前の事でも徳は積めるのです。たとえば、あなたが笑顔でいること、毎日を楽しく過ごすこと、食事を感謝しておいしくいただくこと。あちらに逝った方にとって、あなたが笑顔で健やかに暮らしていることが何よりの御馳走のようです。

回向は「回」という文字に表されているように、どこかに留まることはありません。必ず巡り巡って回っています。

こちらが「功徳」を積んで回向し大切な人に届けると、その方の周りが明るく照らされます。そうすると、今度はその方から「ありがとう、あなたも頑張れ」という贈り物が届くのです。功徳は巡り巡るのですね。

あなたにも「あれ、ラッキーなことが続くな」と思うことはありませんか？

ショートケーキを買ったらイチゴがものすごく立派だった、ホームに駆け上がった瞬間に電車が来た、宝くじで３０００円が当たったなど、小さなことから大きなことまで、思い当たる節はないでしょうか。心当たりがあれば、それは単なる偶然や、取るに足らないこと、ではなく、あなたの功徳が回向で戻ってきたのかもしれません。

私たちの生活のなかには〝不思議なメッセージ〟が本当にたくさんあります。それに気付くのかどうかはあなた次第なのです。

「功徳」について、もうちょっと詳しくお話しします。

誰かのためになにかをするだけではなく、自分自身が幸せになることでも、「徳」は積み上がります。

「なぜ自己が満たされることで徳が上がるのか」と疑問に思うかもしれませんね。そもそも、人はその人自身が不幸な状態では、他人にはよい影響を与えることができません。日常生活でも不平・不満が溜まれば、マイナス感情にとらわれて周囲の人に嫉妬してしまうようなことも起こりかねませんものね。

一方で、プラスの感情を抱いている人は自分にも周りにも優しくできます。ですから、まずは自分自身が満たされることが巡り巡る功徳の始まりというわけです。

「自利」と「利他」

実はこのことを、お釈迦様は「自利」と「利他」という言葉で説明しています。「利他」とは人のために何かをすることで、「自利」とは自分のために行動することです。お釈迦様は「利他」も「自利」も両方同じように大切だと説いています。

ただし、ここで注意してほしいのが、「自利」と「自己中心」は違うということです。たとえば、

「私は美味しいものを食べるために、お金を稼ぐ。他の人は貧しくてもいい」

というのは自己中心的な考え方です。一方で、

「私が美味しいものを食べて幸せになった気分を他の人にもお裾分けしたい」

となれば、これは自利となって「功徳」が積み上がります。

違いは一目瞭然ですね。自分だけ幸せになればいいと思うのではなく、他人も幸せにしたいという気持ちが大切というわけです。

「亡くなった人のための罪滅ぼし」は逆効果

大切な人を失くした方から、次のような言葉を聞くことがよくあります。

「旦那は、病に打ち勝つことができずに死んでしまったんです。健康に生きていたら今頃人生を楽しんでいたはずなのに……。それなのに私だけ美味しいものを食べたり、笑ったりして過ごしてはいけないと思うんです」

お気持ちはわかります。でも、美味しい物も食べない、笑わない、といううつむいた生活では、功徳が積めないのではないかしらと心配になります。功徳が貯まらなければ、あちらにいる旦那様に回向することもできず、つまりは、お二人ともがうまくいかない感じになってしまいませんか。

そこでちょっと考え方を変えていただいて、遠慮なく美味しいものをいただきましょう。

「こんなに美味しい物を食べられて幸せだな」

「どうか、この幸せな気持ちが亡くなったあの人にも届きますように。ありがとう。こうしていられるのもあなたのおかげです」

これが回向です。亡くなった方にあなたの気持ちが必ず届くはずです。

ちなみに余談ですが、私たち僧侶が日々経を読んだり、修行をしたりするのも功徳を積むためです。経を読んだ最後には、「願以此功徳《がんにしくどく》」「普及於一切《ふきゅうおいっさい》」「我等与衆生《がとうよしゅじょう》」「皆共成仏道《かいぐじゅうぶつどう》」と唱えて積んだ功徳を回向しています。

カルマ＝人生の課題という考え方

仏教の教えのなかに「カルマ」という考え方があります。とても難しい概念で、理解することは一筋縄ではいきません。もちろん私も勉強中なのですが、ある先生から「カルマとは人生の課題」という捉え方を教えていただきしっくりきましたので、皆さんにもご紹介したいと思います。

師曰く、カルマとは人生の課題のことで、私たちはひとりひとりそれぞれ違うカルマを与えられています。たとえば、それが動物の命を助けることの人もいれば、政治家になって社会の暮らしをよくすることだという人もいるでしょう。

課題の大小はあったとしても、この世に生を受けた限り誰もが等しくカルマ＝人生の課題を与えられており、その課題をクリアするために私たちは生きているのだということです。

自分のカルマに気付き、ひとつ、またひとつとクリアしていくことが、人間性の成長につながり、クリアすればするほど完成形に近づきます。つまり、仏教的に言えば解脱《げだつ》に近づいていきます。

そして、すべてのカルマを達成すると、人はもはや実《じつ》を必要としなくなり、この肉体を脱ぎ捨てて無限の宇宙とともに存在し得るようになるそうです。

たとえば、生まれたばかりで死んでしまった子どもがいるとしましょう。子を亡くした親の悲しみはとても推し量れるものではありませんが、師の考え方からすると、その子はすべてのカルマを達成したから次のステージにいったのだという捉え方になります。

では、その子の課題とは何だったのでしょうか？

想像するに、この世に生まれてくることで、周りを喜ばせることだったのかもしれませんし、幼くして亡くなったことで命の尊さを示すことだったのかもしれません。いずれにしても、今生のカルマを達成したから死んでいった、ということになります。

大切な人の死をカルマの達成と考えてみる

「あの人はなんで死んでしまったのだろう？」

もしかしたら、このようにあなたは考えていらっしゃるかもしれません。

私も随分と長いこと夫の死の意味を考え続けていました。でも、見つからないのですよね。なぜ彼が死んだのか、いくら考えても答えが見つからないのです。

その時、この師の考え方に出会って、目の前の霧が晴れたような気がしました。

彼が亡くなったのは、彼自身の今生のカルマ＝人生の課題を達成したから。

直接的な原因は病気だったとしても、それは根本の原因ではない。彼はすべての課題を達成したから次のステージへステップアップしていったのだ。そう考えることで、ずいぶんと楽になりました。

カルマ＝人生の課題ということの考え方を、皆さんに強要するつもりはまったくありません。でも、もし、そう考えることで少しでもあなたのお気持ちが楽になるようでしたら採用してみてください。

そして、カルマについてもうひとつお伝えしたいことがあります。

それは、亡くなった人への悲しみで苦しんでいるのなら、もしかしたら、それがあなたのカルマなのかもしれないということです。愛する人を失う悲しみを知ること。その絶望のどん底から這い上がること。それが、課題なのかもしれません。真摯に課題に向き合ううちに、いつしかクリアの時が来るはずです。その暁には、今より数段成長したあなたになっておられるのでしょうね。

科学だけでも感性だけでもダメ。必要なのは両方のバランス

では、功徳を積むことや、カルマについてだけを考えていればいいかというと、そうではありません。科学だけでも、感性だけでもダメということを、医療の現場を例に考えてみましょう。


ここに、あるおばあちゃんがいたとします。

ある日の朝、戸口で躓《つまづ》いて転んでしまいました。

「あ痛たたたたた！」

おばあちゃんはひどく痛がり、足はみるみるうちに腫れてきています。この様子にびっくりした家族は口々に、

「これはおばあちゃんのカルマだろうか」

「私、トイレ掃除してくる！　功徳を積んでおばあちゃんを助けるのよ！」

……まさかですよね。今おばあちゃんに必要なのは救急車と医療です。

では、次の場面ではどうでしょう。

先ほどのシーンでは、迅速な対応をしてくれた医療のおかげで事なきを得たおばあちゃん。再び元気に暮らしていましたが、このところ元気がありません。これといって悪いところもないのですが、食が細り、床に入っていることが多くなってきました。

この様子を心配した家族は口々に言います。

「病院に行って治してもらおう。きっとお医者さんが昔のようによく食べる元気なおばあちゃんに戻してくれるはずだ」

……そうでしょうか？　年を重ねた人間が命を終う準備に入り、自然な変化として食べられなくなったのであれば、いかに最先端の医療といえども、その状態を治す術を持ってはいません。

このことから考えるに、どうやら私たちは、「科学」と「感性」のふたつの考え方を搭載しているようです。常日頃の生活では、断然「科学」の考え方が役に立ちます。社会には理論や理性で片付くことがたくさんありますし、また、理論や理性でもって説明・証明することを求められることも多くあります。

しかし、科学の考え方が全く役に立たない場面もあるのです。そのひとつが、年を取ることや、死に向き合った時ではないでしょうか。理論や理性で片付けることのできないものを抱えた時、私たちはもうひとつの「感性」を稼働させる必要があります。

「死んだらどうなるの？」

「魂はどこに行くの？」

という科学では歯が立たないこのような問いかけにも、感性であれば受け止め、答えられるでしょう。死期の迫った人を、科学に徹してきた医療だけでは、もはや楽にすることができません。死を迎える人と看取る人の心の痛みや不安を少しでも軽くできるとしたら、それは科学ではなく感性なのです。

科学だけでも感性だけでもダメ。一見相反し共存できないように見えるこのふたつの考え方をバランスよく使い分けることが、楽に生きる方法であるようです。

死後の世界に科学は通用する？

科学の基盤は、エビデンスです。この世の中のありとあらゆるものからデータを集め、経験値を集積して、説明できる根拠を確立して事に対処しようとするのが科学的なアプローチでしょう。

さて、死後の世界に科学は通用するでしょうか。

私はかれこれ30年近く医療の現場に立ってきましたが、いまだかつて「死んだことのある人」に出会ったことがありません。だから、経験者から死んだらどうなるのか、死後の世界についてのデータを集めることができません。それなら自分で経験するしかないといっても、これまでに一度あちらに逝ってから戻ってきた人がひとりもいない以上、身をもって経験してみることにも踏み切れません。したがって、経験値もゼロ。つまり、「死後の世界」に関して科学はまったくエビデンスを持っていないのです。

しかも、私たちの死亡率は１００％です。「死んだことのある人」に出会ったことがないように、「死なない人」に出会ったこともありません。いずれ必ず自分も体験する「死」であれば、その先の「死後の世界」に、興味がない人は少ないのではないでしょうか。ましてや、死をリアルに意識し始めた人にとっては大きな関心事です。「死ぬ時って、どんな感じなんだろう？」「死んだらこの〝意識〟はどうなっちゃうの？」「極楽って本当にあるのかな？」「死んだ母さんに会えますよね？」

皆さんそれぞれさまざまな死後の世界のイメージを描いていらっしゃいました。でも、この「？」に、私たちは科学的アプローチで回答を見つけることができません。そう、エビデンスがないからです。

でも、気になって仕方がない。どうしたものでしょうね。

ここで役に立つのは、まさに感性でしょう。むしろ、感性だけといってもよいかもしれません。感性の基盤はエビデンスではありませんから、裁量権はすべてその人自身にあります。死後の世界をお花畑にするも泥沼にするも本人次第です。どんなに考えたって、どうせわからないのですから、自分にとって最高の世界を創造したほうが得だと、私なんかはそう思ってしまいます。

3章

故人が喜ぶ
最大のご馳走は
あなたの幸せ

「死」がもたらす悲しみの意味

愛する人を亡くすということは、本当に、どうしようもなく悲しいものです。いえ、悲しいなどという言葉では到底表しきれない。この悲しさ、寂しさ、恋しさ。寂寥《せきりょう》。孤独。虚無。どの言葉を使っても、言葉にした途端に抱えている想いから遠く離れていくようです。こんなに苦しいのだからこそ、それぞれの人にそれぞれのカタチで大きな影響を与える「死」には、意味があると思いたいのです。

私は人の死には2つの意味があると思っています。

ひとつは、残された人間の成長です。人間の「器」を大きくしてくれるのではないかと思うのです。人間の器を測る尺度はいろいろあると思いますが、私は縦軸に「守るべき人の数」、横軸に「どれくらい先を考えているか」をとった表に示された面積が人間の器の容量のひとつの目安になるのではないかと思っています。

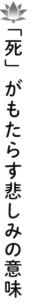

図1　人間の「器」を大きくする尺度

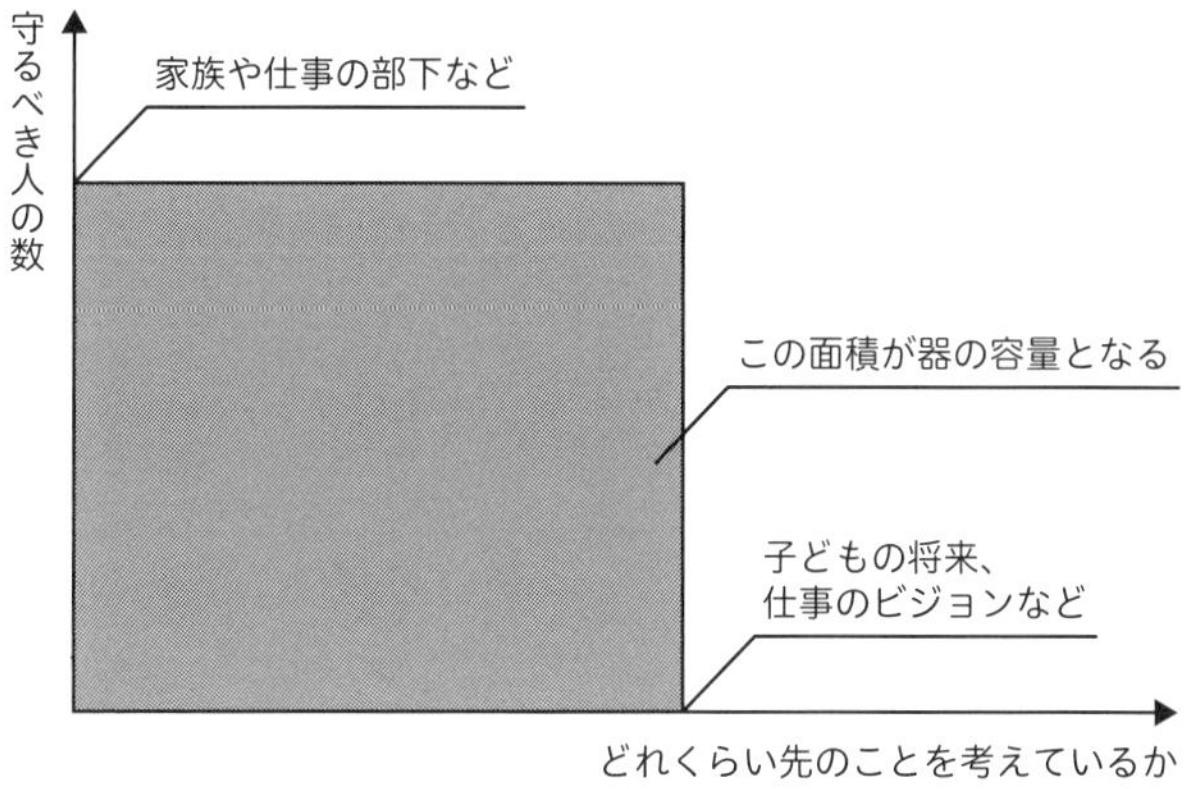

「守るべき人の数」というのは、小さい頃は自分のことだけです。青年になれば自分と恋人。成人になれば妻と子どもと双方の両親と自分。仕事上の責任を負うようになればさらに部下とその家族。このようにだんだんと増えてゆきます。

「どれくらい先を考えているか」というのは、幼い頃は今晩のおかずのことです。青年になれば1カ月後のテストのこと。成年になれば子供の将来、親の介護、自分たちの老後の生活。仕事上の責任者になれば10年後の経営ビジョン。こういった具合にだんだんと先のことを考えるようになります。

では、人生で一番先のこととは何でしょう？

それは、「死」です。でも、普段はなかなかそこまで考えが及ばないのではないでしょうか。誰かの「死」は、私たちにそのことを気付かせてくれるきっかけなのです。

愛すべき人の死を目の当たりにする。悲しみと同時に、いつか自分にもやってくる「死」を意識する。そこで、私たちの人間の器がじわっと大きくなるのではないかと思うのです。１００％いずれ死ぬのだから、今をどうやって生きよう。そう考えさせてくれる意味が人の死にはあるような気がします。

どうにもならないことをそのままに置いておく

ふたつには、この世の中にはどうにもならないことがあるということを学んでいるのだと思います。科学が万能であると信じ込み、科学に支配されてしまった私たちは、どんなことも人間の思い通りになると思っています。

すべてのことに白黒があると決めて、○と×で答えられると思っています。でも、「死」という問題に対峙した時、私たちはその考えがことごとく錯覚であり、勘違いであったことを知らしめられ、科学の無力さに打ちのめされずにはいられません。

あのお釈迦様も「世の中にはどうにもならないことがある」ということを悟るために、大変な修行をしたのだと私は解釈しています。

お釈迦様の出自はもともと王族です。王様は王子様であるお釈迦様を大切にするあまり、召使いにはみな若く健康で美しい者ばかりを選りすぐり、美しい音楽と美味しい食べ物を有り余るほど与えて、彼の周りから徹底的に「老いる」「病む」「死ぬ」を排除しました。

しかし、ある日お釈迦様は、城の東の門から外に出てみて老人に会い、また別の日に南の門から外に出てみて病んだ人に会い、そして、さらに別の日に西の門から出てみて死人に会いました。この世の中の人はすべて若くて美しく健康で、死ぬなどということを見たこともなかったお釈迦様にとって、それらの光景はどんなにか衝撃的であったことでしょう。

驚きうろたえるお釈迦様にお供の者がこう伝えました。

「すべての人間は一人残らず老い、病み、死んでいくのです」

これを聞き、人はなぜこの生・老・病・死の苦しみを繰り返さなければならないのか、と深く考え込んだお釈迦様は、その真理を探すために出家されました。

その後、お釈迦様は6年にわたってありとあらゆる凄まじい苦行を続けて体を痛めつけました。しかし、いくら体を痛めつけても真理には届かず、お釈迦様は、これは心の問題なのだと気付いたのです。

苦行を止めたお釈迦様は、弱った体を回復させるべく食べることとし、スジャータというお金持ちのご婦人が作ってくれた栄養たっぷりの乳粥を食べて、その日のうちに心を穏やかにする「中道」を悟ったと言われています。

「琴の弦はきつく締めすぎると切れてしまうが、緩く締めると音が悪い。琴の弦は、適度に締めるのが望ましい」という彼女の歌を聴いたお釈迦様は、苦行が間違っていたことを確信します。

このことから、「中道」とは、「どうにもならないことをそのままに置いておく」ことなのではないかと私は思うのです。その胆力を、私たちは愛すべき人の死から学んでいるのではないでしょうか。

死と向き合うことは現代の修行

私は、現代人はすべて王子様であった頃のお釈迦様と同じ境遇にいるのではないかと思っています。アンチエイジング。再生医療。長寿。飽食。享楽。まるで王宮のなかでぬくぬくと暮らす王子様のようです。

しかし、愛すべき人の「死」に向き合ってその状況は一変し、苦行に入るのです。私たちは大切な人の「死」をきっかけに大きく苦しみます。そして、その苦しみから逃れるために、試行錯誤、七転八倒します。その末に、待っているのは、お釈迦様と同じような悟りの境地だと信じたいですね。

生きてたから死んだ、自然の摂理

「自分がしっかり面倒を見ていれば、もっと長生きしたかもしれない」
「もっとよい病院を見つけていれば、今頃一緒に笑っていたかもしれない」

どうにもならないことをそのままに置いておくことが不得手な私たちは、しばしばこのように考えてしまうようです。

知らず知らずのうちに、自分に人の生死をなんとかできる力があった、と過信してしまうのです。

「がんを患ったから死んでしまった」
「事故に遭ったから死んでしまった」
「歳を取ったから死んでしまった」

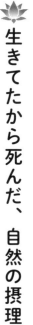

では、がんにならなければずっと生き続けられたのでしょうか。事故にさえ遭わなければ？　歳を取りさえしなければ？

「いや、長さの問題だよ。もう少し長く生きていることができたのに、ということだ」

そうですか。では、どこまで生きれば納得できるでしょうか。80歳？　でも最近は人生１００年と言われていますよ。50歳は早い？　でも、２歳や３歳で亡くなる子もいるのです。

「なぜ死んだのか」

少し乱暴な言い方をしますが、それは「生きていたから」ではないでしょうか。今、現に生きていることが、私たちの究極の死因なのです。となれば、しっかり面倒を見ていたとしても、よい病院を見つけていたとしても、大切なあの人の逝く日は変わらず、あの日だったかもしれません。

その「死」を呑《の》み込めるかどうかは、つまるところ、自分がどう捉え、考えるかによるのだという気がします。

新薬で末期のがんが治癒してから一転

ご主人を肺がんで亡くした50代の女性がいました。病気が見つかった時には、すでに手遅れで、末期と宣言されたそうです。

そこにたまたま、治療効果を期待できる新薬を、治験という名目で使えるかもしれないというニュースが飛び込んできました。ご本人とも相談し、少しでも助かる可能性があるのなら、とその治験に賭けることにしました。

その結果、がんが見事に消えたそうです。

「神様はいるんだ。夫は守られていると思いました」と彼女は言います。

まさに奇跡です。家族全員で手を取り合って大喜びをしたそうです。

しかし、ほどなくご主人の調子がおかしくなりました。急に怒りっぽくなって精神的に不安定な状態になったのです。あまりのことに病院に行くと、検査入院となりました。医師の見立てでは、脳にがんが転移した可能性があるということでしたが、CTスキャンを撮ってみると、予想外にひどい状態でした。

「意識があるのがおかしいくらい脳がダメージを受けている。細菌が感染しているかもしれない」

と医師の説明。どうやら脳がパンパンに腫れていたようです。原因は不明でしたが、もしかすると使用した新薬の副作用かもしれないと説明を受けました。それまでその新薬の副作用の報告はゼロではありませんでしたが、何千万分の1とかなり低い確率です。

結局、ご主人は意識レベルが低下し、そのまま亡くなってしまいました。最期は体中が硬直した状態で、表情も固まり、元気な頃の面影はみじんもなく、彼女にしてみれば、到底受け入れられる現実ではありませんでした。

「いったい何だったのでしょう？　肺がんが治ったと思ったのに……。主人をいいように振り回してしまった。ただのぬか喜びをさせてしまった。新薬を試していなければば、あのまま穏やかに逝くことができたかもしれないのに。かわいそうなことをしました。新薬を試して欲しいと私が言ったから。私のせいで、薬で彼をボロボロにして殺してしまいました」

物語を書き換える

彼女は新薬を試したことへの後悔の念に溺れるように深く悲しんでいました。自分を殺人犯のように責め続ける様子は、見ているこちらまでもが息苦しくなるような壮絶さでした。

それから少し時間が経ち、何回かお目にかかってお気持ちに耳を傾けていたある日のことです。彼女はいつものように静かに話し始めました。

「玉置さん、この前カルマの話をしていましたよね。彼は常に社会のことを考えて周りの人を大切にする人でした。会社でも自分から率先して後輩を指導する人だったんです。いつも、何か人の役に立てることはないかと探しているような人でした。それを考えると、自分の身をもって、新薬の副作用の貴重な症例をあとに続く人のために残してくれたのかもしれません。これが彼の最後のカルマだったのかも」

大切な人の「死」をどのように捉えるかは残された人の仕事です。正解も不正解もない。答えなど誰も持っていない、極めて自由度の高い仕事です。どういう物語を作り上げるのかは、あなた次第なのです。そしてきっと、あなたが苦しくならない物語を作ってくれたほうが、故人も嬉しいのだと思います。

亡くなった方は仏様になる

亡くなった方へのこんな思いを抱えている方からしばしばご相談をいただきます。

「亡くなったあの人は私のことを恨んでいないでしょうか」

その方の胸のなかには、もしかすると何か後ろめたく感じる思い出が残っているのかもしれません。でも、私が考えますに、亡くなった方はみな仏様になっていらっしゃるのですから、「恨む」とか「妬む」とか「祟る」とか、そんな人間臭い感情からは解放されていると思うのです。

亡くなられた方を形作っていた光の粒は、時間が経つとともに宇宙全体に広がっていきます。もはや宇宙と同等の崇高な存在。たかだか人間のせせこましい尺度で推し量ってくれるなと、そう思っていらっしゃるはずです。

ですから、「亡くなった方があなたのことを恨んでいる」なんてことはありません。むしろ、そんなふうに思うことが、大変な失礼なのかもしれませんよ。

残された人が人生を楽しまないと……

似たようなケースで、亡くなった方へのお詫びのように、自分は人生を楽しむ資格なんてないと思い込んでいる方もいらっしゃいます。

「お父さんはもっと生きていたかったはず。助けてあげられなかった私だけが笑顔で美味しい物を食べるなんて、お父さんに申し訳なくてできません」

そう考えてしまうお気持ちもわからなくはありませんが、でも、それで亡くなった方が喜んだり満足したりしているかというと、決してそんなことはないような気がします。

第2章で功徳を積むことと回向についてご説明した通り、残された人が美味しい物を食べたり、旅行して楽しんだりすることも功徳を積むことになるのですから、せっせと功徳を積んで回向したほうが亡くなられた方も喜んでくださるのです。

それに、現世においても、あなたが人生を楽しまずにいつもふさいだ表情をしていると、その陰の気があなたの周りにいる方々にも伝染して、心配させたり、困らせたり、不快にさせたりしてしまうかもしれません。

結局、亡くなった方のためのはずだった「楽しまない」という行動制限は、自分も楽しくない。亡くなった方も楽しくない。周りの人も楽しくないと、三方良しどころか三方ダメ。誰も得をしません。

ですから、もしもあなたが亡くなった方のためにと思うのなら、思いっきり人生を楽しんでください。それが何よりの供養です。

後悔を解くには今抱える感情の糸玉を解く

おそらく読者の方々のなかには、満足のいく看取りができなかったと後悔している方もいらっしゃると思います。

「ああすればよかった」

「もっとよく探していたら別の選択肢があったのではないか」

「別の方法を選んでいたらまだ生きていたかもしれない」

などなど、「たら」「れば」の後悔は壊れた水道の蛇口から締めても締めても漏れてくる水滴のように止めることができません。でも、いくら悔やんでも、残念ながらあの時に戻ってやり直すことはできないのです。

それでも、後悔の念を拭い去ることができない堂々巡りは心底辛いものです。

そういった辛いお気持ちのご相談をしばしばいただきます。もし、１００万回後悔をしたら過去の事実を変えられるというのであれば喜んでお付き合いしたいのですが、例え1000万回後悔しても過去の事実が変わることはなく、辛さが増すだけです。

後悔している方の様子を拝見していて感じるのは、「間違った物語を作ってしまっている」ということです。

私たちは、所詮自分が作り上げたそれぞれの仮想現実に住んでいるに過ぎません。たとえば同じカレーライスを食べたとしても、Aさんは「絶品だった！」と絶賛し、Bさんは「大したことなかった」と酷評することがあるように、事実はひとつでも、そこから生成される物語は無限大なのです。

つまり、大切な人が亡くなったという事実はひとつなのですが、そこからの物語を「後悔」で染めてしまっている。これは「後悔せざるを得ない」のではなく、その方が無意識のうちに積極的に「後悔している」のです。後悔し続けるという物語を自分で作っているということです。

この物語を始めてしまうと、後悔しなくなれば物語が終わってしまうので、後悔し続けなくてはならないことになってしまいます。そうなると、万能薬の〝時間薬〟も効かなくなってしまうのです。

それはまるで、毛糸がこんがらがってしまったような状態でしょうか。さまざまな事実や想いが複雑に絡まって、巨大な毛糸玉になっている。でもその毛糸玉を作っているのは、何を隠そうご自分だというオチです。

大抵の場合、表に出てきているのは「後悔してしまって辛い。何とかここから抜け出したい」という自分ですが、その裏でせっせと毛糸玉を大きくし続けている自分がいるので、厄介なのです。しかも、この毛糸玉作りに精を出すもうひとりの自分を認識できていないことがほとんどなので、なおのこと厄介です。

では、その毛糸玉をほぐすにはどうすればよいのか。

答えはものすごくシンプル。「気が付く」ことです。

過去を丁寧に振り返ると新たな気付きがある

後悔を引き起こした事実と感情に気が付くことができると、こんがらがっていた毛糸玉がするりとほどけることがあります。

たとえば、母親を亡くして後悔に打ちひしがれている40代の女性のお話をします。その方は、母親の最期を自宅で看取れなかったことをとても悔やんでいました。

「あの時、なんでお母さんを家に連れて帰って看病してやれなかったんだろう。あんなに『家に帰りたい』と言っていたのに……」

母親の最後の願いを叶えてあげられなくて後悔していることがひしひしと伝わってきました。その女性は堂々巡りでそのことばかり考えてしまって、ずっと罪悪感にとらわれているようでした。

そんなある時、彼女と話しながら当時のことを思い返す作業を一緒にしたことがありました。母親の闘病生活を振り返りながら、その時に彼女が感じたことなどをゆっくりと振り返っていったのです。

そうすると、あの時の彼女の行動には選択の余地がなかったのではないかという疑問が浮かんできました。というのも、実はこの女性は当時妊娠していて、出産時期が母親の最期と重なってしまっていたのです。後で振り返って考えると、家で母親を看取ればよかったという一点のみに気持ちが集中してしまいがちですが、看取りの渦中にあった時にはどうしても母親を家に連れて帰ることができない事情があったというわけです。

このようなケースは決して少なくないように思います。

過去を丁寧に紐解いていくと、

「事業がうまくいってなくてお金がなかった」

「自分だって体調が悪かった」

という状況が、思うような看取りができなかった原因になっていることがあるのです。

私たちは過去を変えることはできませんが、あとからでもそういった原因に気付くことができれば、後悔で固まっていた感情の毛糸玉はきれいにほどけることがあります。先ほどの女性も時間が経つにつれて、

「あの時の選択はしょうがなかった」

と徐々にではありますが、受け入れることができるようになりました。

「死」という圧倒的な問題を前にすると、誰もが主観的に捉えてしまうようです。そこで、現在から客観的に死を振り返っていき、冷静に自分の気持ちを整理する。

そのために必要なことは、今を起点に過去を見つめ直すこと。大切な人に対して後悔を抱いている場合には、故人との関係を改めて見つめ直すことがその作業に当たります。

ワークシートを使って自己カウンセリング

私たちは自分が思うほど、自己について理解していないようです。過去の記憶もどこか曖昧で、時間が経過するにつれ、書き換えられることもあります。そして、先述したように、大切な人の死を後悔していらっしゃる方は、心のなかをうまく整理できていないことが原因となっていることがあるのです。

しかし、埋もれていた感情に気付くことができれば、あなたの心に渦巻いているモヤモヤとした感情を解決する、とば口に立つことができるかもしれません。

Ｐ96〜97の図２は本書オリジナルのワークシートです。

いじめや虐待など心に傷を負った人のケアをする心理カウンセラーは、生育歴カレンダーと呼ばれるツールを使いながら、患者さんに寄り添っていくことがあります。このシートはそれをヒントに簡易化したものです。

名前　山田太郎　　関係　夫

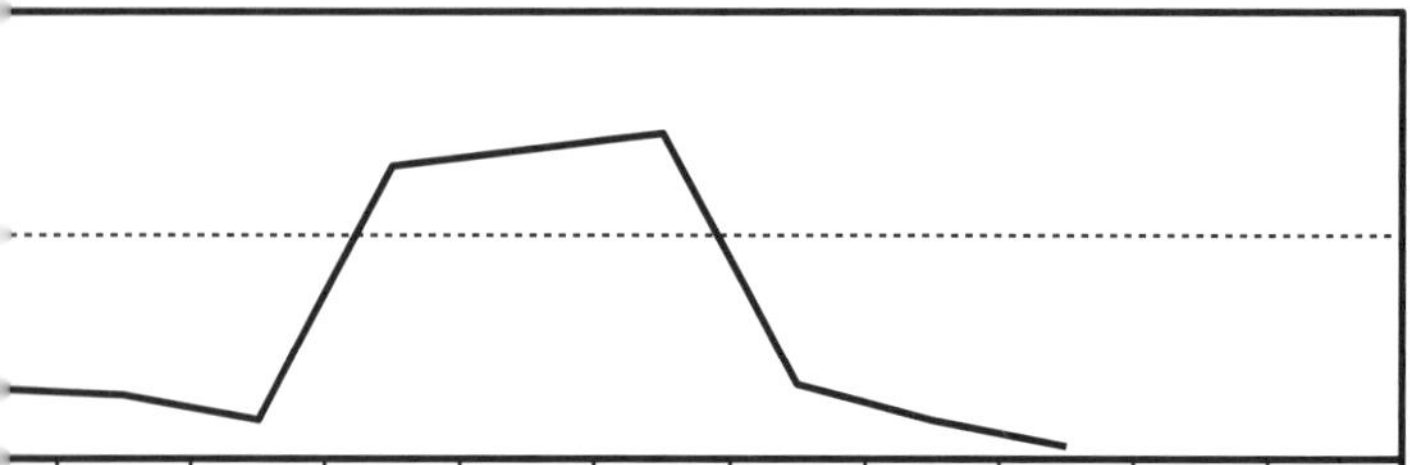

40	45	50	55	60	65	70	75	80	85
パートを始める				趣味に没頭		子どもが孫を出産			
お互い無関心	がんが発覚	がんが完治		夫が定年して家にいてうっとうしい	がんが再発	思うような看病ができない	亡くなる		
子どもが心配	ショックで落ち込む	安堵する		イライラすることが多くなる		子どもと夫の面倒で忙しい	後悔が募る		

図2　自己カウンセリングワークシート（記入例）

年齢…	5	10	15	20	25	30	35	40
感情のグラフ	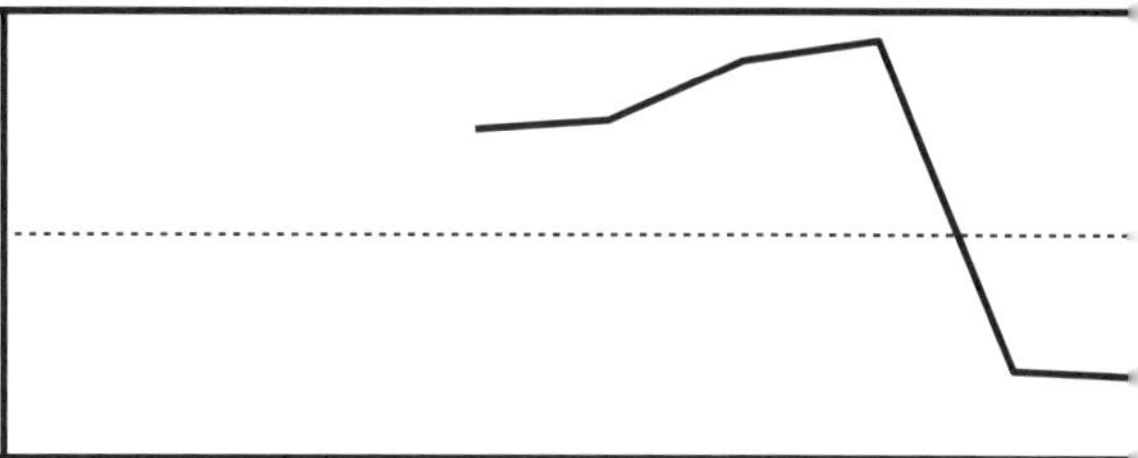							
私の出来事					入社	結婚	出産	子育てで忙しい
故人との出来事				夫と出会う				お互い多忙ですれ違う
私の感情						幸せの絶頂	嬉しいけど不安	いつもイライラしている

ワークシートの特徴は、あなたと「亡くなった人」との歴史に特化していることです。「感情のグラフ」「私の出来事」「故人との出来事」「私の感情」の４つの要素で構成しています。時系列を整理することで、当時は気付くことができなかった感情に、アプローチできるようになっています。

実際にワークシート（P100～101）にあなたと亡くなった人との関係を書いていきましょう。作業は次の３ステップです。

① 自分の人生を振り返ります
② 故人との出来事を振り返ります
③ ①と②をもとにその時の自分の感情をグラフ化します

まず上部の項目の欄に、亡くなった人の名前、そしてご自身との関係性を記入します。

①はできれば5年刻みの単位で自分の人生におけるターニングポイントを書き込みます。わかりやすい例で言えば、入学、入社、結婚、出産などです。この時点では故人との関係性は気にしないで大丈夫です。

次に、②は故人との思い出を記入していきます。客観的に考えるのではなく、思いつくままに印象に残っている思い出を書いてもらえれば大丈夫です。たとえば、旅行で喧嘩した、運動会で褒められたなど、出来事の大小やよし悪しは問いません。亡くなった方のことを考えると、まず思い浮かぶことをピックアップしていきます。

③では①と②をもとにあなたの感情を書き出してください。ポイントは今振り返ったときの感情ではなく、その当時に感じた感情を思い出して書き出すことが重要です。恥ずかしがらず、赤裸々に思いを吐き出すことがポイントです。

感情を書き出せたら、その気持ちをグラフ化します。感覚的なもので構いません。プラスであればプラス、マイナスであればマイナスに線を引いていきます。自分の感情の波を視覚化するのが目的です。

名前 ＿＿＿＿ 関係 ＿＿＿＿

図3　自己カウンセリングワークシート

年齢…								
感情のグラフ								
私の出来事								
故人との出来事								
私の感情								

簡易的ではありますが、亡くなった人とあなたの歴史が完成しました。

このワークシートをじっくり見てください。特に「故人との出来事」と「自分の出来事」を照らし合わせることで、客観的に当時のことを振り返ることができると思います。

この作業を行うことで今まで「ああすればよかった」「こうすればよかった」と思っていた後悔に対して、新たな気付きが生まれるかもしれません。

ただし、自分と亡くなった人との関係を深く掘り下げていくことにもなりますので、人によっては、とても辛いと感じると思います。その場合は決して無理をしないでください。

本来であれば、生育歴はカウンセラーやスーパーバイザーと一緒になって紐解いていくのが理想でしょう。

自分軸を育てて、「死」とフラットに向き合う

大切な人の「死」をどのように捉えるかは残された人の仕事だと先述しました。

後悔の十字架で押しつぶされて身動きできないような世界も作るのも、十字架を預けて歩いていく世界も作るのも自分次第というわけです。

ここでお伝えしたいのは、後悔を抱えながら生きている方たちに共通するのは、その世界を他人が作っていると思っていることです。だから、大切な人が亡くなったのも、自分が不幸になったのも人のせいにしてしまうように思います。


ではどうすればよいのでしょうか。

こちらも答えはシンプルで、自分軸を持てばよいのです。

楽に生きるために自分の世界を大事にする

あなたが満たされていなかったら、あなたの周りは幸せにはなりません。人は幸せを感じることで、他人にも優しくなれます。楽をするというのは自分のためでもあり、周りの人のためであるように思います。

ただ、日本人の場合は、我慢や忍耐を美徳として捉える節があります。昔から「勝って兜の緒を締めよ」などと言いますよね。手放しで幸せになることを不安に感じる人が多くいらっしゃるのです。でもそうしているうちに、いつの間にか他人の軸で物事を考えるようになってしまってはいないでしょうか。

そこで、必要になってくるのが、「自分軸」を持った考え方なのではないかと私は思っています。自分軸とは、ゆるがない自分の価値基準と言えばわかりやすいでしょうか。そして、その自分の判断に責任を持つということです。

生きているとどうしても意識を外に向け、そこに価値判断基準を置いてしまいがちですが、自分軸を意識することで、他者の価値判断基準に振り回されずに自分で判断できるようになります。

これまで見てきたように、大切なのは自分が物事をどのように捉えるか。ですから、自分の軸を意識することがまずは大切になってくるというわけです。

次ページから自分軸を作るためのエクササイズを３つご紹介していきます。

自分軸を作るエクササイズ❶

レーズンを使ってマインドフルネス

自分軸を作るひとつの方法にマインドフルネスというエクササイズがあります。

マインドフルネスとは、心を今その瞬間に向ける訓練のことです。医療や福祉の現場でも取り入れられている手法で、多くの研究論文で抑うつ状態や不安症状などの心のトラブルに対する改善効果が報告されています。

最近では気軽に実行できるストレス解消方法としても注目されているようです。グーグルやヤフーなどの大手グローバル企業でも採用されるようにもなったので、ご存じの方も多いのではないでしょうか。

自分軸を育てるには、自分の内側に目を向けることが大切です。ですから、マインドフルネスは自分軸を育てるのにも、一役買ってくれると言えるでしょう。

ちなみに、マインドフルネスが誕生したのは、日本で行われていた仏教的瞑想が西洋に持ち込まれたのがきっかけだという説もあります。海の向こう側で、宗教色をすっかり取り去った新しい精神的エクササイズに生まれ変わって、「マインドフルネス」となって逆輸入されたと言われています。

レーズンを食べる

マインドフルネスにはたくさんの方法があります。呼吸や食事、歩行など、日常生活のなかに簡単に取り入れられることが魅力のひとつです。

そのなかのひとつに、レーズンを食べるマインドフルネスがあります。

ただ、単に食べるわけではなく、マインドフルネスを使った方法では、レーズン１粒を食すのに30分はかけます。「そんなに長い時間をかけるの？」と驚くかもしれませんね。

具体的に、手順を見ていきましょう。

まず、始めにレーズンを観察するところから始めます。初めて見るような感覚を持って、指でつまんだり、なでたりして触ります。そのときの感触に注意を払うと、心のなかに自然とレーズンに対する思いが湧きあがってきます。

「このレーズンはどこの国から来たのだろう。どんな木から採れたのだろう？」

「どんな人に取られて、どんな工程を経て、このようなシワシワな状態になったのだろう？」

などとレーズンが目の前に至るまでの物語を自由に考えて思いを巡らせます。普段無意識のうちに通り過ぎてしまう事柄を意識的に考える時間です。

十分にイマジネーションを膨らませることができたら、今度はレーズンの香りを嗅いだり、表面を舐めてみたりします。そうすると、普段は気にも留めないフルーティーな香りやザラザラとした舌ざわりに気付くでしょう。その時の新鮮な発見や感覚がとても大事です。

いよいよ口に放り込んでも、すぐに噛んで飲み込んでしまってはいけません。ゆっくり咀嚼《そしゃく》しながら丁寧に味わいます。最初にフルーティーな味が広がり、唾液と混ざることで甘みも感じられるようになるはずです。

さらに、食べて終わりではありません。飲み込んだあとは、レーズンが食道を通って胃のなかに落ちていく様子を頭のなかにイメージします。普段無意識のうちに行っている飲み込むという行為さえも意識して行うのです。そして、

「レーズンのどんな成分が自分に吸収されていくのだろう」

とゆっくり思いを巡らせてください。

自分の体のなかにレーズンが吸収されていく感覚を味わえたら終了です。

マインドフルネスで意識するポイント

マインドフルネスでは、自分がしていることを意識してできるようになるのが重要だと言われています。その時に好きや嫌いといった感情的な判断をしないことも大切です。ありのままに感じたことを受け入れる。そのことが自分軸を育てることにつながっていきます。繰り返しエクササイズすることで、徐々に自分に意識を向けること

図4　レーズンを使ったマインドフルネス

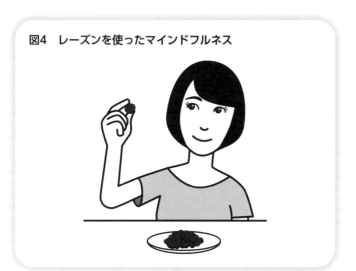

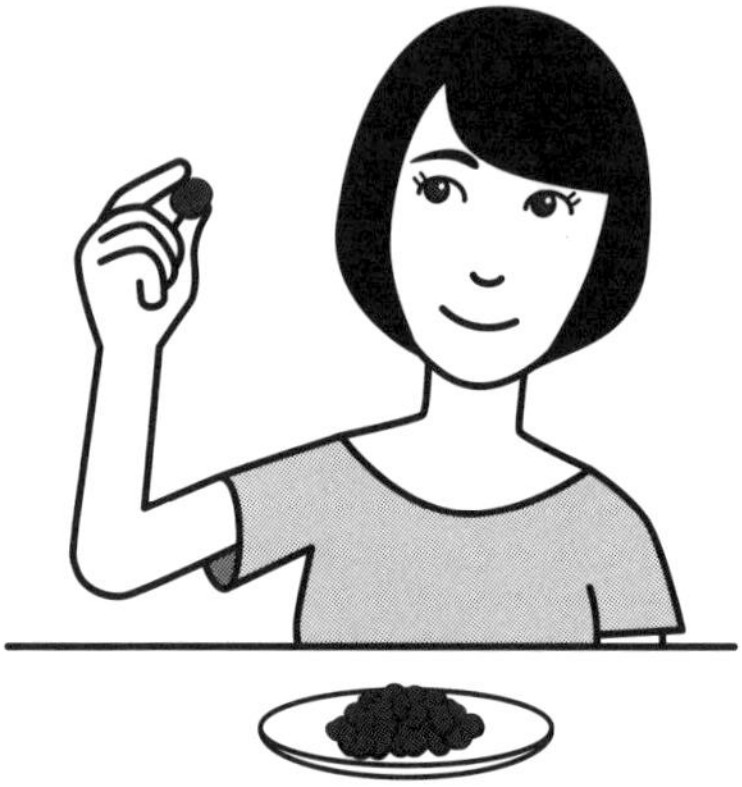

にも慣れてくるはずです。

なお、レーズンの種類は何でも大丈夫です。小さい物、大きな物、スーパーで売っている物、ちょっと高級な物、条件は問いません。テレビやラジオなどを消して、静かな環境で行うのが理想です。

自分軸を作るエクササイズ❷

ウォーキングでマインドフルネス

歩きながらマインドフルネスを実施する方法もあります。

皆さん日々、忙しさに追われている方が多いため、歩いている時も考え事をしていたり、急がなきゃと早足で歩いたり、最近ではスマホを見ながら歩いている人もいらっしゃいます。マインドフルネスを意識するときには、歩き方を少し変えて、自分の内側へと意識を向けるようにして歩いてみましょう。

方法は、１歩目、２歩目を普通に歩きながら、３歩目の歩幅を大きくするだけです。「イチ、ニイ、サン！」と心のなかでカウントしながら、「サン」になったら大股になることを意識します。ここでもポイントは意識を内側に向けること。自分が歩行していることにのみ意識を向けるのです。

３歩目の大きさに特に決まりはありません。１、２歩目と比べて大きくする意識を

図5　マインドフルネスを取り入れたウォーキング

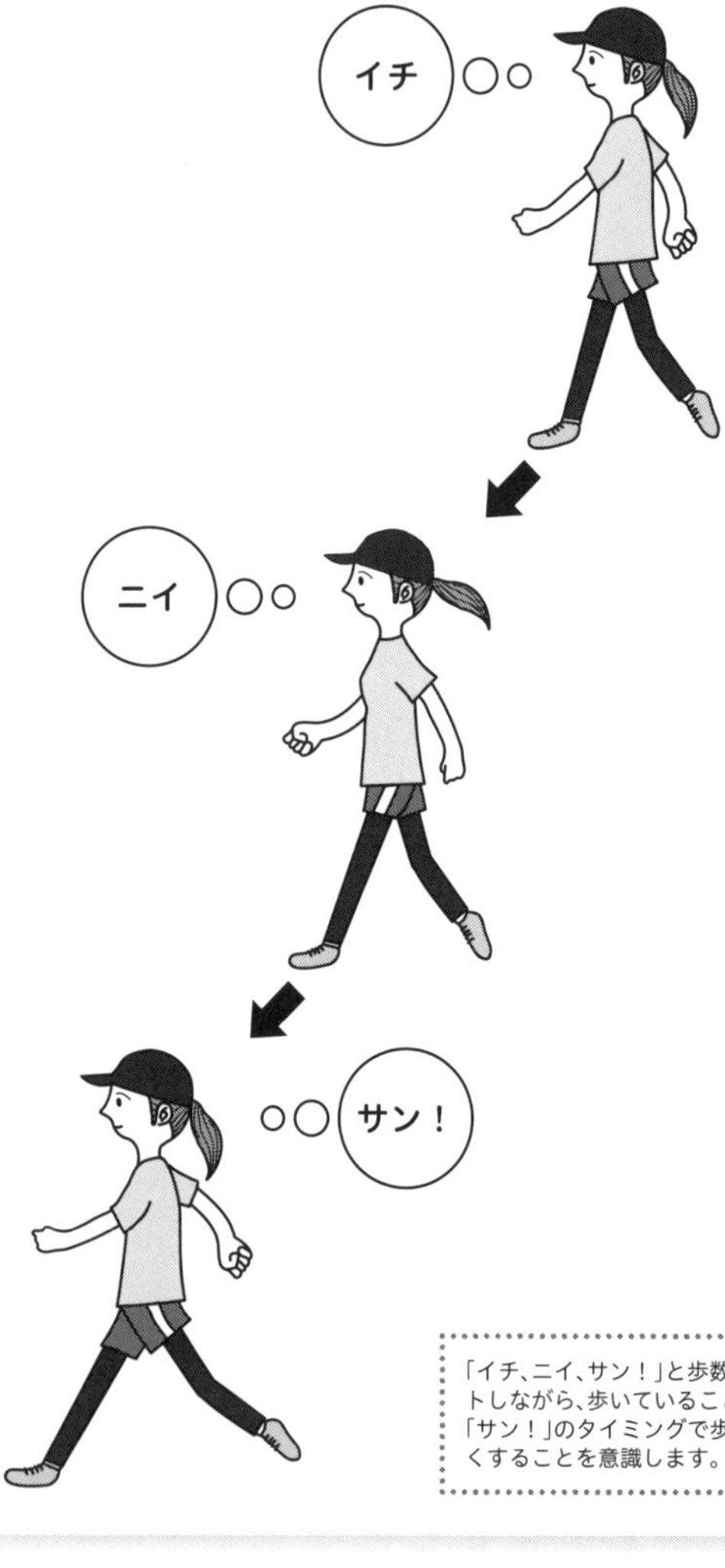

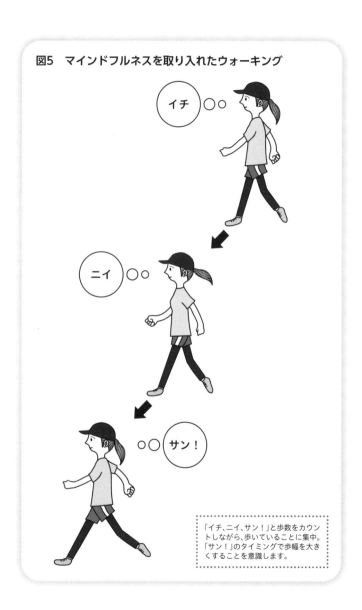

「イチ、ニイ、サン！」と歩数をカウントしながら、歩いていることに集中。「サン！」のタイミングで歩幅を大きくすることを意識します。

持てれば、それで大丈夫です。

マインドフルネスを取り入れた歩き方を続けていると、

「この靴は意外に歩きづらいな」

「芝生の上を歩くと柔らかくて気持ちよいな」

などさまざまな気付きが出てくるはずです。その感情をそのまま受け入れるようにしてください。歩き方に集中するおかげで、グルグルと考えてしまった思考の連鎖を断ち切ることもできます。歩くことを意識するだけなので、通勤や通学、散歩など日常生活に取り入れやすいですよ。

自分軸を作るエクササイズ③

曼荼羅《まんだら》アートで楽しく

「楽しみながら、マインドフルネスの効果も得たい」
そんな人にご提案させていただきたいのが、曼荼羅アートです。

曼荼羅とは密教の世界でイメージされている世界（＝宇宙）を表した絵柄です。曼荼羅の原型である古代インドでは神々に奉納するための儀式に使われ、図柄の中心には特別なエネルギーが宿るとされていたそうです。最近では、同心円や左右対称の形、幾何学的な模様を描くアートとしての曼荼羅が注目されています。

また、大人でも楽しめる曼荼羅塗り絵も流行しました。老若男女どなたでも簡単にできるので、子どもやおじいちゃん、おばあちゃんなど、ご家族と一緒にチャレンジしてみるのもよいでしょう。

図6　曼荼羅アートのイメージ

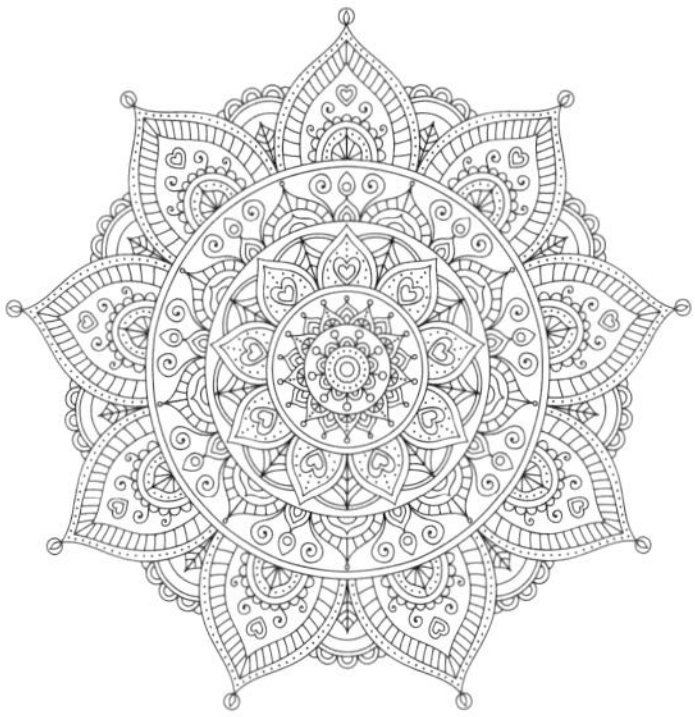

曼荼羅アートは左右非対称で描かれることが多い

次のページに２つの曼荼羅アートを掲載しました。曼荼羅を色鉛筆などで塗ってみましょう。

なお、塗る際に気をつけたいことは３つです。

ひとつは、なるべく多くの場所に色を塗ってください。

２つ目は、上下左右対象になるように同じ要素は同じ色を塗るようにしてください。

３つ目は直感的に塗る色を選ぶことです。

色選びについて深く考えこんでしまわずに、その時にふと手に取りたくなった色を楽しむようにしてみてください。何も考えず夢中になって塗ったあとに、マインドフルネスの効果を感じていただけるのではないかと思います。

図7　曼荼羅塗り絵に挑戦してみよう①

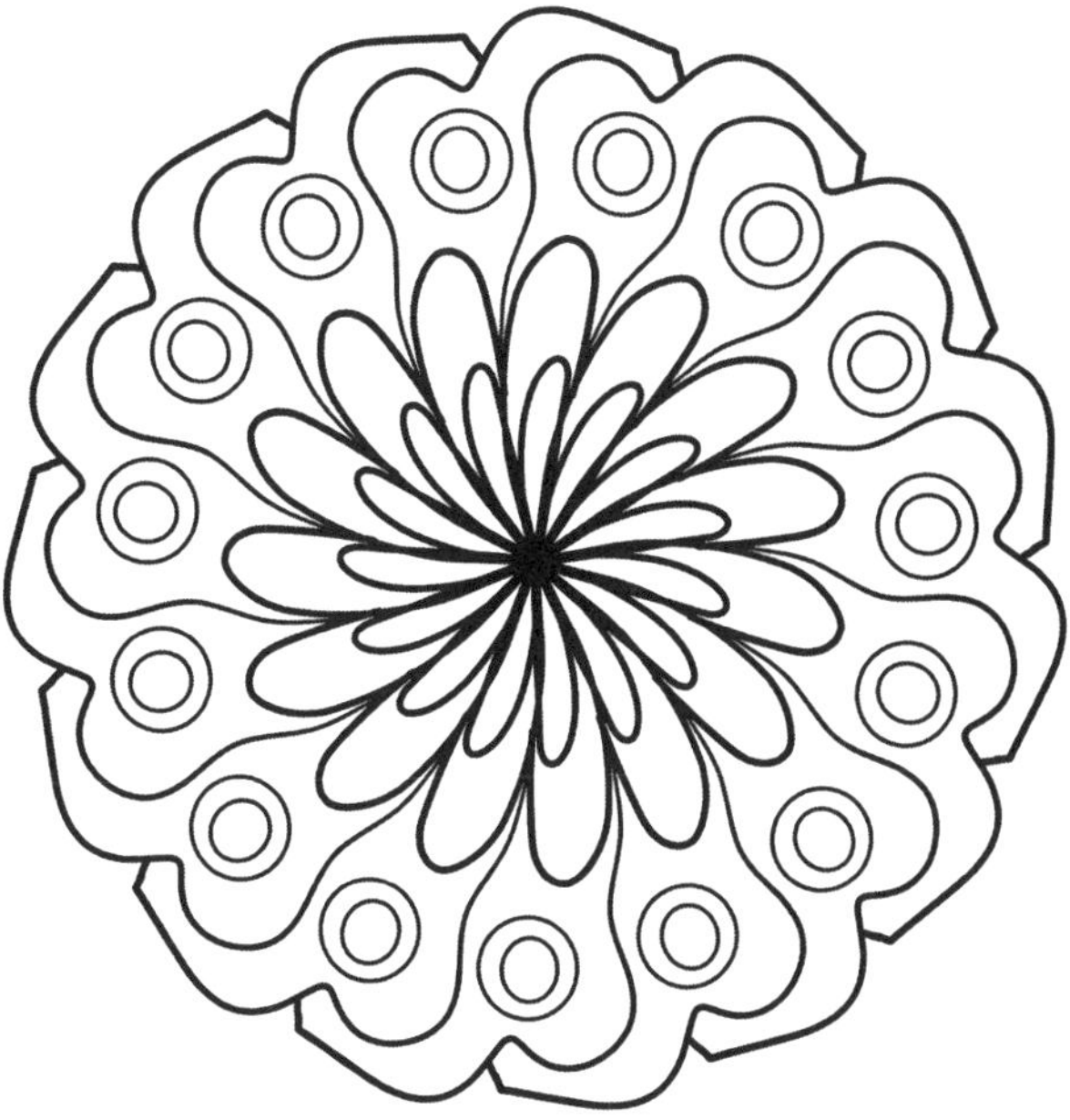

図8　曼荼羅塗り絵に挑戦してみよう②

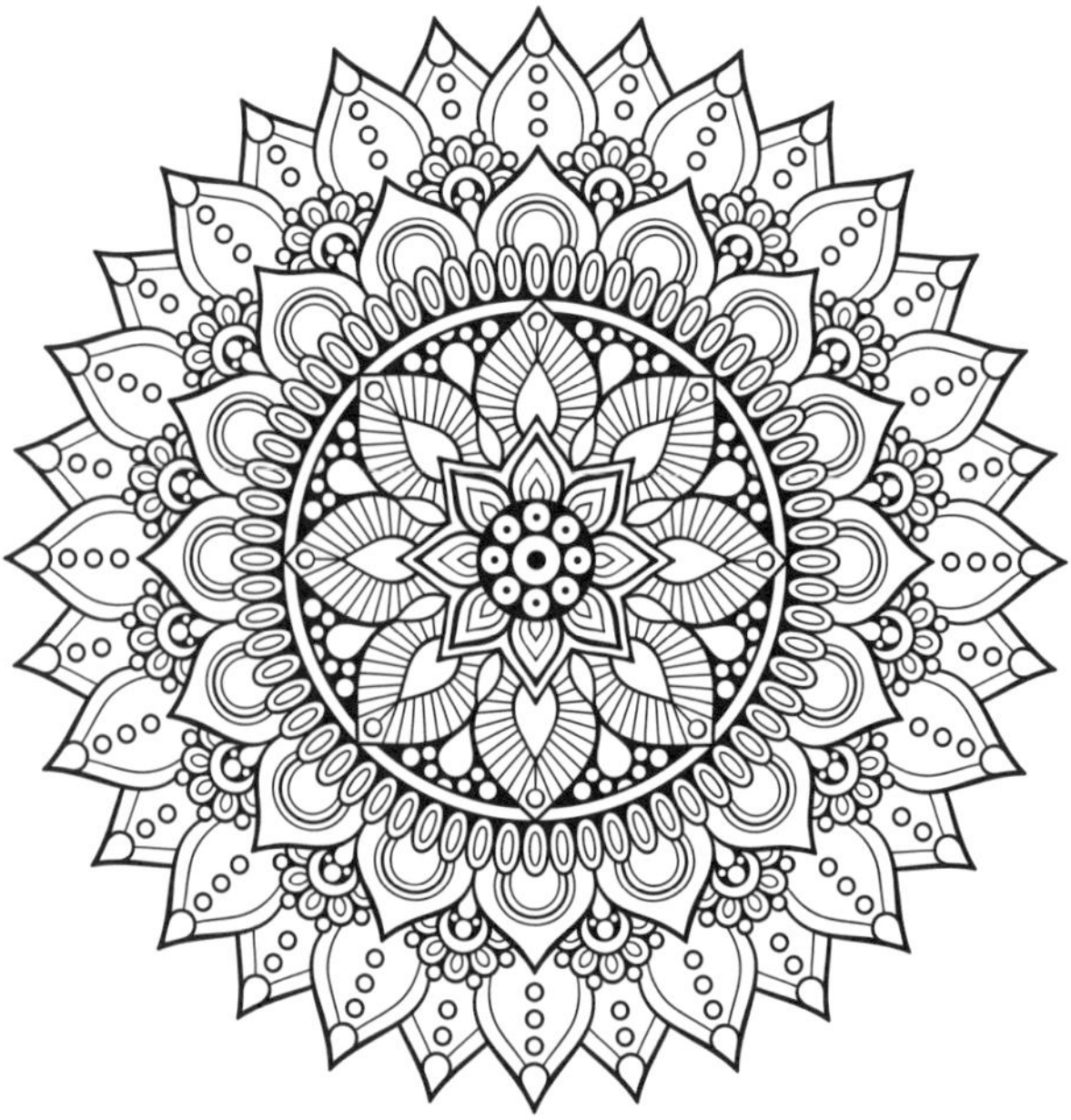

曼荼羅アートを描いてみる

曼荼羅の塗り絵に慣れたらさらにステップアップしていき、曼荼羅の図柄を自分で作ってみるのもよいでしょう。一見難しく思えるかもしれませんが、簡単な法則に従って手を動かすだけで意外とスラスラと描けます。

【曼荼羅を描く流れ】

①　白紙に同心円を描いていきます
②　角度をつけた線を自由に描いていきます
③　②で入れた線を左右非対称になるように加えます
④　②と③を繰り返して模様を作ります

図9　曼荼羅を描いてみる

手順❶

ガイドラインとして放射状に伸びた線をそれぞれ均等な角度で描く

手順❷

同心円状の円をいくつか描く

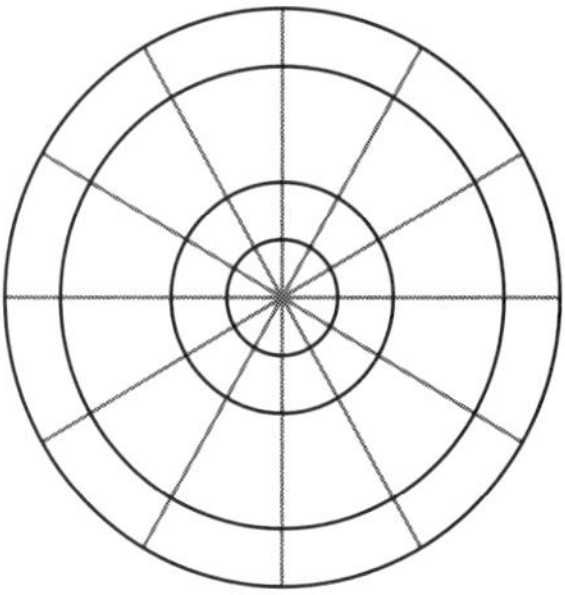

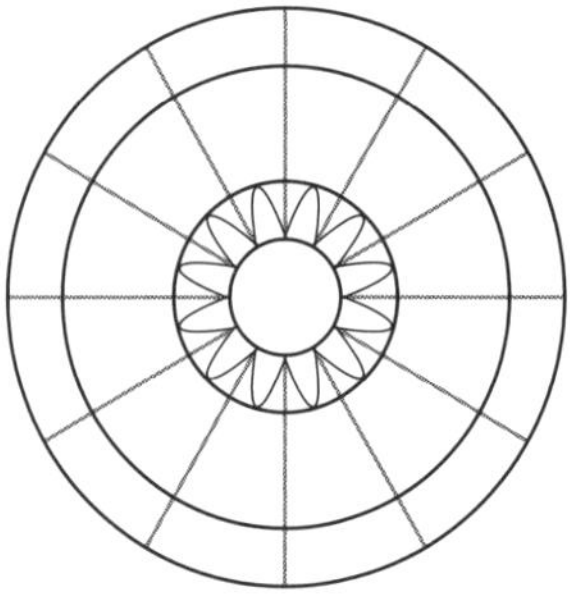

手順❸

ガイドラインと円を目印にシンプルな模様を描く

手順❹

手順③でつけた模様を左右非対称になるように加えていく

手順❺

手順③と④を繰り返してどんどん模様を足していく

手順❻

最初につけたガイドラインを消しゴムで消したら完成！

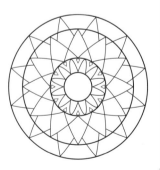

実際にやってみればおわりかかりになると思いますが、仕上がりの複雑さに反して製作の作業はシンプルです。とくに女性の方は美しい模様ができあがってくのを感じながら楽しめるので、相性がよいようです。

マインドフルネスの代表として知られる瞑想は、座りながら意識を心の内側に向けることに集中する単調な行為のため、挫折しやすい方もいらっしゃいますが、曼荼羅アートはワークを通して、自然と意識のベクトルを内側に向けることができるようになっています。

紙とペンさえあれば、どこでもできますので、ぜひ日常の隙間時間に取り入れてみてはいかがでしょうか。

4章

明日から
あの人に
毎日できること

死んだ人を自分の世界で生かす

亡くなった方が、生前に考えていたであろうことを知りたい、理解したいと思う人は多いのではないでしょうか。

「生きていた頃の母親は何を考えていたのだろう」
「死んだおじいちゃんは幸せだったのだろうか」

聞きたくてもご本人はあちらの世界に逝かれていますから、本当のところを知ることはできません。

私が講演会でこのようなご質問をいただいたときには、
「ほんとうに。何を思っていらっしゃったんでしょうねえ……」

と、一緒になって考え込んでしまいます。

というのも、私自身、状況によっては鬼のような感情になることもあるし、驚くほどお人よしになることもあります。どっちが本当の自分かと聞かれても、どちらも本当の自分のような気がしますし、どちらも違うような気がします。

つまり、そんなふうに自分自身のことさえよく理解していないのに、人様が何を思っていらしたか、理解することなど到底できないと思うのです。生きている者同士として向き合っている時でさえ、相手を完全に理解することができないでいるのに、ましてや相手が亡くなってしまってから後に理解しようとするのは少し無謀なことなのかもしれません。


では、私たちは故人を理解するために何もすることができないのでしょうか？

いえいえ、そんなことはありません。

こちら側で生活している私たちは、亡くなった方を自分の世界に生かすことができます。そして、その作業は故人の理解につながることもあるのです。

プラスに捉えることで過去は変わる

亡くなっている人を自分の心のなかに生かすには、故人との思い出のかけらを集めることが必要です。その方法は人によってだいぶ変わるように思います。ネガティブなことばかり掘り起こしてしまう人もいますし、自然とポジティブな面だけを思い出すという人もいます。

ですから、たとえば、同じ人を思い出すにしても、ある人は「ずっといじめられて、本当に嫌な人だった」と言い、ある人は「本当に優しくてあんなに心の広い人はいなかった」と言うなど、まるで違う人物のことを話しているように思い出が分かれることもあり得るのです。

でも、これはごく普通のことですよね。先ほども述べたように、誰だってよいところも悪いところも持っているのですから。そのように考えると、故人をどう理解するかは、自分次第とも言えそうです。つまり大切なのは、亡くなった人のどのかけらを集めて思い出とするか、なのです。

先ほどの例で言えば、

「意地悪なところもあったけど、よいところもあったよね」

「厳しいことをされたけど、あれはもしかして私を育ててくれようとしたのかもしれない」

などとプラス思考で捉えてみる方法もあるということです。

どうせなら、自分が楽なほうに捉えたほうが、亡くなった人にとってもあなたにとってもよいのではないでしょうか。

次のページからは、私がこれまでに現場で実際に見てきた故人との関わり方をご紹介していきます。

亡くなった人にできること①

他愛もない日常を思い出す

よく「故人を悼む」という言い方をします。「人の死を悲しみ嘆くこと」と辞書にはありますが、私はこの「悼む」という言葉に「その人が生きていたことを胸に刻んで忘れずにいる」というしっかり前を向いたエネルギッシュな意思を感じています。

その人が、どんなことに喜びを感じ、どんなことを悲しみ、どういうことを大事にして、何をよしとし、また、よしとしなかったのか。そして、どんな人を愛し、どんな人たちから愛されて時間を紡いでいたのか。

その人の生きていた足跡を丁寧にひとつひとつ覚えておくこと。忘れないでいること。それが、残った私にできることなのではないか、という気がしているのです。

「お父さん、スイカ好きだったよねえ〜。夏になるとよく食べてた」

「そうそう、タネをさ、ほとんど出さないんだよね〜（笑）」

「そうそう、そうだったね〜」

たとえば、こんな他愛もないことも故人の大事な足跡ですよね。故人を思う時の感情は、決して悲しみや嘆きだけではないはずです。

大切な宝物は心のなかにしまっておく

こういうお話をさせていただくと、

「私、亡くなったお母さんのことをすっかり忘れていることもあるんです。薄情なんでしょうか。そんなんじゃダメですよね」

とお顔を曇らせる方もいらっしゃるかもしれないので、申し上げておきたいと思います。

それでいいのです。

大事な宝物は出しっぱなしにしないでしょう？

戸棚の奥や、押し入れの奥に大事にしまっておくのではありませんか？

それと同じです。大事な方の大切な思い出は、胸の奥底にきちんとしまっておく。そう頻繁には見なくなるものですよ。だんだんとね。

逆に、見送ったばかりの時には、思い出すことさえ辛くてできないこともあるでしょう。それもいいのです。そういう時期もあります。無理をしないことが大事です。

さて、私たちが故人を思い出しますと、その思いのエネルギーが故人に届くような気がしませんか。

私は、届くと確信しています。手紙を出す、みたいな感覚でしょうか。

「お父さん、どうしているかな。あっちで元気にしているかな〜」

その思いが、「拝啓　お元気ですか？　こちらは元気です」

と手紙になって飛んでいきます。

あちらにいる大切な人も手紙が来るのを楽しみにしてくれているのではないでしょうか。

亡くなった人にできること②

心の思うままに楽しく過ごす

世間には、大切な人を亡くした人は落ち込んでしかるべきという思い込みみたいなものが根深くあるような気がします。そのためか、大切な人を亡くして落ち込んでいる人を見る分には想像通りで問題ないのですが、ちょっとでも元気だったりすると、「あれ？　落ち込んでいないのかな」と感じたりします。

それが高じると、「あそこの奥さん、旦那さんがなくなって清々しているみたいよ。だって、元気だもん。なんかねえ……」なんて評判にもなりかねません。

それがわかっているから、自分が遺族の立場になった時は無意識のうちに世間のイメージに応えようとする、なんてことがあるような気がします。

私も、夫を亡くした時、ずいぶんと「未亡人」というイメージにさらされました。

四十九日前にどうしても行きたくなって某テーマパークに出かけた時も「四十九日も

済んでいないのに」って、お小言をいただきました。

でもね、人の感情というのはそんなに単純なものではありません。

悲しいからといって24時間ず〜っと悲しいわけではないし、悲しいなかでも思わず笑うこともあります。悲しくたってその気持ちがわかりやすく表面に出てくるとも限らないのです。


結論、世間のイメージに頑張って応えるのは止めておきましょう。

大切な人を看取ったという、ただでさえ負荷のかかっている状況なのですから、加えて他人様の目まで気にしていたらやっていられませんよ。

心の思うままに、いつだって、どんな時だって、楽しく過ごしていいと思います。

むしろ、いつもよりも少しだけご自分を甘やかして、好きなことを好きなだけやるのがおすすめです。

泣くことと同じくらい楽しむ

そして、その楽しく過ごすということが、先ほども書きましたが、「功徳を積む」ということになるのです。

「功徳を積む」というのは、つまり「善行を積む・よい行いを重ねる」ということです。たとえば、ボランティア活動をするとか、寄付をするとか、何かそういった特別なことをしなければできないと思っていらっしゃる方もいらっしゃるかもしれませんが、そんなことはありません。毎日を笑顔で楽しく過ごすのも、功徳を積むことになるのです。

そして、積んだ徳は、人様に分けて差し上げることができます。第2章でもご説明しましたが、これを「回向」といいます。もちろん、向こうに逝った方にも分けてあげられます。実は、この回向こそが、亡くなった人と生き残った人とをつなぐコミュニケーションの方法なのです。

生き残った者が楽しく過ごす
←
功徳が貯まる
←
あちらにいるお父さんや、お母さんや、夫や、妻や、子どもに届く
←
あちら側にいる方も大いに幸せになる

こういう仕組みです。ですから、泣いても落ち込んでもよいけれど、同じくらいの割合で楽しく過ごしましょう。

亡くなった人にできること③

自分だけの〝お墓参り〟をする

「私はお墓になんかいませんよ〜」という歌が何年か前に流行りました。

あの方はたしか風になっていらっしゃるのでしたね。素敵なことです。

となりますと、昨今あちこちで行われている「墓じまい」。墓じまいとは、現在のお墓の墓石を撤去して更地にし、墓地の管理者に敷地を返すことです。あの歌からすれば、亡くなった方はお墓にはいないのですから、墓を更地に戻したところで別段、何の問題もなく、むしろ理にかなっているのかもしれません。

お墓だけが待ち合わせ場所ではない

さて、私はお墓というのは、あちらに逝った人との待ち合わせ場所だと思っています。

渋谷のハチ公みたいなものでしょうか。約束の待ち合わせ場所、そこに行けば会える場所、そんなイメージです。

待ち合わせ場所ということであれば、東京駅の銀の鈴だっていいわけですから、お墓でなければいけないわけではありません。でも、なかなか広い世の中、亡くなった人は電話もメールも使えないので、待ち合わせ場所はあらかじめ決めておいた方がいいとは思っています。

たとえば、山とか、海でもいいですね。よくご一緒に散歩なさった近所の公園のベンチでもいいです。お気に入りの樹の下、なんていうのも素敵です。

場所でなくても、朝一番のコーヒーを飲む時に、とか、夜寝る前のひと時に、とか、そんなふうに行動や時間帯でもセッティングすることができます。

つまり、その場所、その時間が、あなたとあちらの方とのアクセスポイントであればいいわけです。大事なのは、カタチではなくキモチ。つながっていることを、感じられる場所があればよいのです。

ところで、最近、お墓のことについてご相談をいただくこともあります。先日は、

「仕事が忙しくて墓参りにまったく行けてないのですが、悪いことが起きたらどうしよう」

とのご心配でしたが……大丈夫です。

あちらに逝かれた皆さんはもう仏様になっていらっしゃるのですから、そんな些細なことで罰なんか当てませんよ。むしろ、「仕事が忙しそうだけれど、大丈夫か？」と、応援してくださっています。型にはまらず、自分のスタイルでつながっていきましょう。

亡くなった人にできること④

アンテナを張って故人からのメッセージに気付く

皆さんは、あちらへ逝った方がこちらにちょこちょこアクセスしようと試みていらっしゃることをご存じでしょうか。

オカルト的な怪しい話をしようとしているのではありません。極々普通の話です。

昔の人はそういったあちらからのメッセージをキャッチする能力に長けていたのでしょうね。「虫の知らせ」といった言い回しは、私にはそのことを指しているような気がしてなりません。

偶然のなかに潜むメッセージ

ある女性のお話です。夜中、夢のなかで亡くなったお母さんが出ていらして、しきりに胸のあたりをさすっていたのだそうです。

「どうしたの？」

と話しかけてもお母さんはちょっと困ったような顔をして、相変わらず胸のあたりをさすっているのです。

目が覚めても何となく気になる夢で、それがどうつながったのか彼女にもわからないのですが、何となく乳がん検診を受けようということになりました。すると、受けた検診でごく初期の乳がんが見つかったのです。彼女が言うには「お母さんが病気を教えてくれた」と。

そうなのです。

物事を科学的に見ることしかできなくなってしまった私たちは、説明できないこと、証明できないことを切り捨ててきてしまいました。でも、実は、説明も証明できないけれど、感じられることがあるのです。

あなたの周りにも、あの方からのメッセージが溢れているはずです。

これまでにお聞きしたことのある例を挙げますと、

・小さな虫が毎朝同じところにいる
・蝶々がずっとついてきた
・本棚から突然本が落ちた
・買い物のお釣りの数字が亡くなった人の誕生日だった

など、少なくありません。どれも、単なる偶然や思い込みと片付けられることばかりですが、その現象からメッセージや励ましを受け取り、実際に日常生活が変わったという方もいらっしゃるのですから、まんざら偶然や思い込みばかりとも言えません。

あちら側から一生懸命送ってくれているメッセージに気付くことができるように、科学に縛られない柔軟なアンテナを張っておきましょう。

亡くなった人にできること⑤

声に出して話しかけてみる

私たちは、毎日誰かしらと会話をしています。会話のお相手は、家族、職場の同僚、上司、友人、ご近所さん、お店の人。山、川、空、ワンちゃん、猫ちゃん、テレビ、なんてのもありますね。もちろん、自分自身とも会話しています。これだけたくさんの相手と会話をしているのですから、このなかに先に逝ったあの人が入っていても違和感はないでしょう。

実は私も、無意識のうちによくあちらにいる夫に話しかけています。この間、自分で気が付いて傑作だと思ったのは、仕事に出かけるときの一言。

自室の引き戸を閉めながら、

「じゃ、行ってきますね。よろしくね」

あまりにも当たり前にいつも言っていたので、あらためて、

「あら、わたし」

と笑ってしまいました。もう亡くなった夫とはツーカーの関係ですからあちら側からは「うん」とも「すん」とも返ってきませんが、

「よろしくね」

に込めた万感はきちんと伝わっていると思います。

会話は言葉のキャッチボールだけではない

「話しかけても答えてくれないのが辛い」

「もう一度声が聞きたい」

と涙する時期もあるでしょうが、しばらくすると、会話は何も言葉のキャッチボールだけではないことをおわかりいただける日がくると思います。

話しかけるって、いいですよ。

〝心のなかで〟でも結構ですが、声を出して話しかけてくだされぱなおよろしいでし

よう。必ず聞いてくれていますからね。そして返事をそっと、あなたの心のなかに置いていってくれるはずです。

5章

亡くなったのに悲しめない人はどうすればよい?

家族や近しい人が死んで、悲しい人ばかりではない

ここまでは、大切な人を失くして悲しい気持ちを抱いている方を対象にお話ししてきました。身を切るような悲しみや、言葉にできない苦しみを乗り越えることは大変なことです。

しかし、一方で、看取りの現場に立ち会っていき、その後の経過を見ていくと、家族や親族、パートナーを失っても悲しめない人たちがいらっしゃることに気付きます。

「全然涙が出ないし、ショックでもないんです」
「夫が亡くなったのに、悲しめない私は人間として欠陥があるのでしょうか」
「私は悪魔の生まれ変わりなのではないかと思ってしまいます」

世の中には家族や親族が亡くなったら、悲しむのが当然という社会認識が根付いて

いて、「悲しめない」「悲しくない」ことを公に吐露して平然としていようものなら後ろ指を差されてしまうような雰囲気があります。

そのため、悲しめない自分をひた隠しにし、悲しくならない自分を責めて、それがまた余計なストレスになっているようです。ご近所付き合いの深い地域では、とくにその傾向は強いのではないでしょうか。

そして、このケースの問題は周りによき理解者が現れにくいことも関係しているように思います。負の感情が悪循環となって、なかなか苦しみから抜けられず、10年単位で悩む人も少なくないのです。

繰り返しになりますが、現実には家族やパートナーが死んで悲しむ人ばかりではありません。

第3章で故人との関係を見つめ直すことが大切だとお伝えしたように、亡くなった人との関係はまさに人それぞれです。ですから、悲しめないことに対して、後ろめたさを感じる必要はないように思うのです。極端に言えば、

「やっと死んでくれた」

というような感情を持つ人がいても私はよいと思っています。

本章では、大切な人が死んでも悲しめなくて悩んでいる方に、ご自身との向き合い方についてお話ししたいと思います。

家庭を顧みなかった夫の妻

今でもよく覚えているのは、肺がんを患っていたご主人を看取った60代のカズコさん（仮名）です。

私が関わらせていただいたときには、すでにご主人は緩和ケア病棟に入っていて病状は悪化。積極的に治療を進めるというよりも、病気に伴う体の苦痛を取り除くという段階でした。

奥さんのカズコさんは毎日しっかりとお見舞いに来て、ベッドサイドに座りながら、看病をしていました。お花を替えたり子どもの話をしたり、いつも一緒にいてとても仲のよい夫婦に見えます。

看護師も献身的な奥さんに感心して、

「奥さんも体に気を付けて。無理しないでくださいね」

と声をかけていたのを覚えています。

しかし、ご夫婦と長く話をするうちに、その内実は少々違っていることがわかったのです。

終末期の患者さんは自分の人生を振り返る傾向があるのですが、ある日ご主人が、

「おれは家族のために頑張って働いてきた。よい人生だったな」

と言った時のことです。カズコさんは、

「何言ってるのよ！　あなたは何もしなかったじゃない。家のことは私がしていたのよ」

とすかさず言い返すのです。普段のカズコさんの様子からは想像できないため、いったいどうしたのだろうと思ったのですが、他の場面でも、

「家族旅行にもよく行ったなぁ。楽しかった」

とご主人が言えば、またまたカズコさんが言葉を挟みます。

「旅行なんて数えるぐらいしか行ってないじゃない」

ひどい時には、ご主人が苦しそうにしていて、

「先生を呼んでくれ」

と言っても、

「お医者様は隣のお部屋にいますよ」

としらっと流してしまうこともありました。


なぜこんな会話になってしまうのでしょうか。

私は気になってカズコさんに切り出してみると、胸の内を堰《せき》を切ったように話してくれました。

「私は40年間、ずっと我慢してきたんです。ひとりで家のことも子どもたちの面倒も見てきました。夫は仕事ばかりで、休日も仕事関係の人とゴルフ。子どもが風邪を引いても心配なんてしませんでした。家庭を顧みるなんてことはひとつもなかったんです」

さらに若い頃のご主人はお酒に酔うと、手を出すこともあり、カズコさんはDVを受けていたこともあったようです。

その我慢に我慢を重ねて膨れ上がった〝風船〟が、ご主人が病気になったことによって爆発。歯止めがきかなくなってしまったということでした。

死んだことで訪れた清々しい感情に戸惑う

結局、カズコさんの憎悪ともいえる複雑な感情は、ご主人が亡くなっても消えませんでした。看取った直後でも、葬儀の後でも悲しい素振りや涙を見せません。対照的に、子どもさんたちはわんわんと泣いているのですが、それを見るとまた怒りが湧いてくるようでした。

「あなたたちはお父さんに父親として何もしてもらっていないじゃないの。全部私が面倒を見て育ててきたじゃない！　何でそれなのに、『お父さん、お父さん』って泣くの？」

彼女自身も自分の感情に困惑しているようでした。

後日、彼女から、

「夫が死んだことに悲しみなんかありません。むしろ清々しい気持ちすらあります。妙憂さん、私は人としておかしいのでしょうか？」

という相談を受けたことがありました。

カズコさんもご主人のことを憎みたくて憎んでいるわけではないでしょう。ですが、夫婦の間にはそれぞれの物語があります。

暴力、不倫、パワハラ……世の中にはさまざまな事情を抱えるご夫婦がきっとたくさんいるのです。長い時間を一緒に過ごした相手だからこそ、余計に許せないこともあるのではないでしょうか。

それを世間一般の価値観に落とし込んで、「死んだら悲しんで当然」とくくるのは少し乱暴ではないかと思うのです。人にはそれぞれに物語があって、感情はその物語の上に成り立っているものです。どうであろうと他人がとやかく言えるものではありません。

認知症になった妻の介護に全力を尽くしていた夫

ケンジさん（仮名）は60歳を過ぎており、仕事をすでにリタイアしていました。

3歳年下の奥さんは、認知症です。家事を段取りよく行うことが難しくなっていて、買い物や料理、掃除などの家事をすべてケンジさんがこなしていました。

認知症の病状は進行すると、着替えや入浴といった身の回りのことをするのにも手助けが必要になります。

いよいよ奥さんもその段階に入ったので、老々介護という事情もあり、介護保険を使ってデイケアサービスなども利用することになりました。

しかし、ケンジさんはもともとの完璧主義という性格もあって、自分以外の人による奥さんへのケアに対して口うるさくなることがありました。

「もっと優しく話しかけられないか」

「シーツのシワをちゃんと伸ばしてから、妻の体にかけるんだ」

などといったかなり細かいことを要求してくるほど、神経質だったようです。奥さんのことを愛していたのでしょう。その情の深さゆえに完璧に介護をしたいという思いが強過ぎる方でした。

しかし、時間とは無常です。しばらくすると奥さんの症状はさらに進行し、老々介護では無理な状況となってしまいました。それでも、ご家族がケンジさんに奥さんの施設入居を提案すると、予想通り猛反対。自分が奥さんの面倒を見るんだと言って聞きません。

それでも何とかケアマネージャーも総出で懸命に説得を続け、押し問答の末、ようやく奥さんの施設入居が決まりました。

しかし、ケンジさん、今度は施設へ毎日お見舞いに通って、奥さんを担当している職員に文句を言うようになります。

「どうしてもっと優しく接しないんだ」

「妻から目を離すんじゃない」

ケンジさんは四六時中、奥さんのことを考えて行動し、何かあればすぐにでも施設に飛んでいくという生活を繰り返します。

他人のせいにして自分の精神状態を保つ

結局、奥さんが亡くなるまで、ケンジさんは施設へほぼ毎日通い続けました。

その反動からか、奥さんが亡くなった直後は大変なショックを受けたようです。

この時に普通なら悲しみも一緒に訪れるのですが、ケンジさんは違いました。まるで魂が抜けたみたいになり、後悔にも似た恨みを感じているようでした。

「介護施設の人たちに殺されたようなもんじゃないか。あいつらの面倒の見方が悪かったから、妻はこんなに早く死んだんだ。自分が家にいて看ていれば、もっと長生きさせてやれたのに」

奥さんが生活のすべてだったケンジさんは現実をうまく受け入れられないようです。

もちろん、私やケアマネージャーが時折、奥さんの様子を見ていましたが、介護施設で何か誤りがあったという事実はありません。

ケンジさんをそばで見ていると、奥さんが亡くなった事実を認めたくないあまり、「殺された」というイメージを自分のなかで作り上げている印象でした。人のせいにして攻撃することで、自分の精神状態を保っている状態です。

だから、大切な人の死にちゃんと向き合えず、悲しめない。そうなると、苦しみはずっと消えることなく、心のなかに溜まってしまいます。

死を受け入れられないと苦しみは長く続く

「泣いてなんかいられませんよ。だって殺されたようなもんだから」

気丈に振る舞っていたケンジさんでしたが、実はご自身も体調が悪くなり、奥さんが亡くなってから3年後にあの世へと旅立ちました。その間、ずっと奥さんの死を受け入れられず、後悔と怒りの感情に翻弄されての生活。気持ちに整理を付けられないまま迎えた最期はずいぶんとしんどそうでした。

誰かのせいにして、苦しみから目をそむける習性は人間の防衛本能のひとつとしてあるように感じます。

しかし、「死」という問題に向かい合う時には、誰かのせいにすることなくその本質に自分自身で向き合わなければ、苦しみや悲しみが長引いてしまうように思うのです。

義理の家族関係に悩んでいた嫁

40代のハルコ（仮名）さんのお話です。彼女は、結婚と同時にご主人の実家に同居したのですが、姑と性格が合いませんでした。


「私が若い頃はもっと家事をしっかりやっていましたよ」

「全然気が利かないわね。どういう育ち方をしてきたのかしら」

「兄嫁のほうがしっかりしているわ。もっと頑張ってちょうだい」


などと日常的に嫌味を言われていたそうです。いわゆる嫁姑問題ですね。

そんなある日、姑が乳がんにかかっていることが判明。すでに末期のステージで余命宣告を受け、即入院したそうです。嫁姑関係がうまくいってなかったとはいえ、それでもハルコさんは毎日お見舞いに通います。着替えの服を届けたり、話の相手になったり、姑の好きな食べ物を買いに行くなど、周りから見ていても必死に看病していました。忙しいご主人の代わりにと、人一倍頑張っていたのです。

しかし、そんな状況でも姑のハルコさんへの態度は厳しいものでした。ときには彼女に聞こえるように、わざと看護師や息子にハルコさんに対する嫌味を話すこともあったそうです。

人と比べるともっと苦しくなる

ギクシャクとした嫁姑関係に耐えながら必死に看病していたハルコさんでした。そのためもあってか、姑が息を引き取ったあとに最初に訪れた感情は、「スッキリ」だったそうです。その感情に、ハルコさんはとても罪悪感を覚えたと言います。

「実の母親が死んだときは悲しかったし、ちょっとでも長生きしてほしいと思いました。それなのに今回は……。私はなんてひどい人間なのだろう」

真面目な性格のハルコさんは、実母と義母を亡くした時の気持ちがあまりにも違い過ぎて戸惑いを感じたのです。

しかも、彼女の周りの友人たちは姑と仲よくやっている人が多かったそうです。そのなかには、すでに姑を看取った人もいて、

「義理のお母さんが死んで悲しくてしょうがない」

と言っているのを聞いていたので、余計自分のことを悪い人間だと思い込んでしまったようです。

建て前と本音を使い分ける

すでにお伝えしましたが、誰かと自分を比べる必要はないと私は思います。皆さんそれぞれ故人との関係性が違うのですから、亡くなった時に生じる感情も違って当然ではないでしょうか。とくに実の母親と姑で気持ちが変わるのは当たり前のことです。人生を共にしてきた時間も圧倒的に違うはずですし、思い出の数も内容も同じではな

いでしょう。

それでも、もしかすると、

「義理の娘とはいえ、お母さんが亡くなったのに元気そう」

と周りから陰口を叩かれるかもしれません。

そんな時は粛々と本音と建て前を使い分ければいいのです。私たちは人間ですから誰でも表と裏があります。それを恥じる必要はないと思うのです。

自死してしまった男性の姉

最後に、弟さんを自死で失くした20代のジュンコ（仮名）さんのお話です。

ジュンコさんの弟さんはデザイン会社に就職したばかりの社会人になりたてで、1人暮らしをしていました。ある日唐突に、ジュンコさんは警察から弟さんが亡くなったとの連絡を受けたそうです。

安置所で変わり果てた姿の弟さんを目の当たりにした彼女は失意のどん底に落ちます。

「どうして？」

「なぜ気付いてあげられなかったのか」

「なぜ悩みを打ち明けてくれなかったのか」

といった、後悔という言葉には収まらない感情が彼女の心を覆いました。

数日後、葬儀を終えて、その足で弟さんの部屋を片付けに行き、遺品を整理したり、調べたりしていくと、弟さんの仕事が相当な激務であったことがわかりました。過剰な残業時間、劣悪な人間関係。小さい頃から弟のことを誰よりも可愛がっていたジュンコさんの心のなかは、会社への憎しみの感情でいっぱいになってしまったそうです。

そして、彼女は弟さんの仇を取ると言って会社を訴えることを決意。訴訟を起こす準備をするようになりました。

ジュンコさんは現実をなかなか受け止められませんでした。彼女の心のなかでは「弟は会社に殺された」という気持ちが日を追うごとに強くなっていったようです。

一方で、ご両親の見解は彼女とは違っていました。たしかに、息子は、働き過ぎていたが、それだけが原因ではありませんでした。会社の責任だとは言えないという思いだったようです。しかし、ジュンコさんは、

「会社が弟を殺した事実を暴くまでは悲しめない。だから今は泣いている場合ではないんです」

と言って真相を確かめるために無我夢中で行動していました。

3年間も費やした訴訟の準備がもたらした変化

彼女は訴訟のために3年を費やしました。弁護士に相談したり、弟さんの遺品から過労死である証拠を整理したり……。

しかし、結局裁判は起こしませんでした。

時間が経っていくうちに彼女の思いも変わったのです。

「私の考え過ぎでしょうか？」

「会社に殺されたと思ってしまう私はどうかしているのでしょうか？」

最初の頃とは違って心に迷いや葛藤が表れるようになり、そして、ある時彼女はパッタリと訴訟の準備を止めたのです。

それからしばらくして彼女にお目にかかった時のことです。

なぜ訴訟を止めたのかを聞いてみたところ、彼女は静かに答えてくれました。

「弟が死んだ原因は今でもわかりません。でもこんなことをやっていても弟は喜ばないかなって、最近そう思うようになったんです」

湧き上がってきた気持ちを我慢しないで行動する

大切な人の死を受け入れるための方法は、人それぞれでよいと思います。

突然の死の場合、ある程度の経過がある病気とは違って事前にその死を予測することができません。何の準備もしていなかった遺族は、

「なぜ気付いてあげられなかったのか?」

「なぜ助けてあげられなかったのか?」

と、到底言葉で表現することなどできない思いをされることでしょう。

さらに、世間からの視線も他の場合とは事情が違うようです。遺族は悲しみを周り

の人に打ち明けることもできず、事実を隠したまま過ごす方も少なくありません。

ジュンコさんの場合は、弟さんの死の原因を会社のせいだと思い、とことん追及しました。その行動が結果的に、彼女のなかで弟さんの死を受け入れるための行動となっていたように思います。

おそらく、行動せずに我慢をしていたら、彼女は３年どころか、５年、10年と弟さんの死を受け入れることができなかったかもしれません。

大切な人の死をきっかけに湧き上がってきた衝動は、我慢しなくてもいいように私は思います。これは「死」を受け入れるための重要なポイントと言えるではないしょうか。

今は悲しめなくてもいい、いずれ時が来る

多くの方は家族が死んだら悲しむのが当然と思っているようです。「○○すべき」「××であるべき」という思いが、さらにご自身を苦しめているように感じます。

しかし、すでにお伝えしたように、大切な人を失った喪失感や後悔といった愛別離苦は、時間を置いて訪れる傾向があるようなのです。

葬儀や遺品整理、相続関係の手続きなどの忙しさで、悲しみを感じる余裕もなく1カ月ほどの時間は案外早く過ぎていくかもしれません。でも、それらがひと段落したころから、ようやく「死」と正面から向き合うことになるのです。実際に、

「旦那が死んで2年が経ちました。これまでは一滴も涙が流れなかったのに、この前ようやく泣けました」

という方もいらっしゃいました。

ですから、もし今悲しめなかったとしても、ご自分を責めないでください。

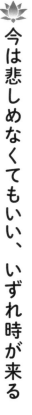

大丈夫です。

いずれ、自然と涙を流せる日がくるはずです。

悲しみのなかに隠れている〝雑味〟を取り除く

では、いつ涙は流れるのでしょうか。

涙の源泉は、感情です。それは亡くなった人を偲ぶ気持ちだったり、喪失感だったり、寂しさだったり……。涙を流せない人はそれらの感情をブロックしてしまうような無理な力が働いているから泣くことができないように思います。

ですから、まずは感情をブロックしている〝雑味〟を取り除く作業が必要になってきます。

その時に効果を発揮するのが、第3章でご紹介した瞑想やマインドフルネスです。

まずは今自分が抱えている感情が何なのかをよく観察すること。その上で自分の気持ちを抑制しないで行動することが大切になってくるはずです。

それでも泣くことができなかったら？

もしそうだったとしても、自分を責める必要はありません。
涙を流すことだけが、故人を悼むことではありませんからね。

やっと逝ってくれた、そんな感情でも大丈夫です

悲しみたいのに悲しめない人がいる一方で、亡くしたことで救われている人もいらっしゃいます。すでに述べたように、故人と遺族の関係は十人十色です。死を取り巻くそれぞれの物語も一様ではありません。

たとえば、認知症になった高齢者を介護しながら看取った遺族のなかには、とても大変な思いをされた方々がいます。

食事、排便、着替えなど四六時中、介護をしなければなりません。認知症になると、それまで知っていた人物とは別人のような性格になることもあります。穏やかだったおじいちゃんが、悪口をわめくようになったり、排せつ物を家のなかにまき散らして、投げつけたり……。家族全体が疲弊して、本人よりも先に倒れてしまうのではないかと感じたケースもあります。

そんな状況で亡くなったら、「やっと逝ってくれた」と思うのも仕方ありません。

また、意思疎通ができないまま、医療の力で生き続けさせられている人の家族も穏やかではないように感じます。見ているのが辛くなり、医者に、

「もう延命措置は止めてください」

と懇願しても、治療は続いていくのです。そんな状態が続いていたあとであれば、

「やっと苦しみから解放されたね」

という感情を持つことがあっても不思議ではありません。

「死」の価値観を人に委ねない

「やっと楽になれたね」

「やっと亡くなってくれた」

と感じた死の場合、その感情を周囲に理解してもらうのは難しいかもしれません。

一般的に、「家族が死んだら悲しむもの」という社会の共通認識が成り立っているように思うからです。

でも、大切な人の死を受け入れるのは、他の誰でもないあなた自身です。
ということは、あなた自身の感覚でよいということなのです。

やっぱり時間が最良の薬であることは間違いない

時間によってもたらされる効果を〝時間薬〟と呼びます。

時間薬の効果は主に2つです。

ひとつは忘れること。時間が経てば人間の記憶は忘れるようになっているようです。まるで湖に落とした絵具が薄まるように、その記憶は時間に比例しておぼろげになっていきます。私自身、夫を亡くした時は身を切るように苦しくて、この悲しみが一体いつまで続くのかと思いました。しかし、時間の経過とともに「死」と冷静に向き合って、受け入れられるようになったのです。

2つには、時間の経過によって私たちは〝物語〟を作り変えることができるように思います。過去に起きた事実は変わりませんが、それをどのように感じるかはその人の考え方の変化とともに変わります。

皆さんも過去の出来事を、時間の経過とともに美化した経験があるのではないでしょうか。そして、この傾向は「死」と向き合った時も変わらずにあるようです。

つまり、死んだ直後は、

「あの人は嫌な人だった」

と思っていても、時間が経つうちに、

「いや、でも優しい一面もあったな」

と徐々に受け入れられるようになってくることもあるのです。

心の傷の修復スピードは人によって違う

時間薬は心の傷を修復します。心も体と同じように自然治癒力を持っているからです。ただ、その治癒力のスピードには決定的な違いがあるように思います。

たとえば、私たちの皮膚は怪我をして血が出ても、７日で治るようになっています。

しかし、心の傷やトラウマは、何日経てば必ず治るというものではありません。１カ月で治る人もいれば、3年、10年、人によっては一生分の時間をかけることもあります。

では心の場合、その治癒力を遅らせる原因は何でしょうか？

私がこれまで看取りの現場を通じて見てきた印象では、個人の考え方に大きく関係していると思っています。

外傷を負った時は、放っておけばすぐに治る傷口でもむやみにいじったりすると、ばい菌が入ってしまって回復が遅れますよね。心に負ったダメージの場合は、その回復を邪魔する原因が自分自身にあるというわけです。

「あの時、こうすればよかった」
「なぜもっと素直になれなかったのだろう」
「こんな考え方をしてしまう自分が嫌い」

こういった思考が堂々巡りして自分を責めると、心の傷の修復を止めてしまいます。ひどい場合には、その傷口が広がることもあります。

そのときは、先述したように、「自分が楽になるように捉える」「自分の気持ちに従う」ことが大切になるはずです。大切な人の死を受け入れる作業では、自分軸の考え方を取り入れる。そうすることで、時間薬も有効に作用すると思います。

祈りを捧げて、あの人も私も幸せになる

私たちは祈るという行為を自然に行っています。海外であれば、神様に祈ることは日常的ですし、日本でも受験時や新年にお寺を訪れて祈りを捧げています。

しかし、多くの方は、祈りは儀式であって実際に効果があるものではないと感じているのではないでしょうか。

『祈る心は、治る力』(日本教文社)をはじめ、祈りについて多くの著作を残す、アメリカの研究者ラリー・ドッシー氏は医学専門誌に次のような事例を紹介しています。

カリフォルニア大学で心臓病の患者393人を、次のように2つのグループにコンピュータで無作為に振り分けて、祈りに関する実験を行ったことがありました。

A　他人から毎日祈りを送ってもらう

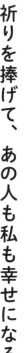

Ｂ　それまでと変わらず祈りを与えられない

祈る人たちは全国の教会から集められた一般人です。患者の名前・病状を知らされて、実験の期間中は毎日その人のために祈ることを習慣とします。祈り方は「患者の症状がよくなりますように」といったような簡易的なものです。

実験結果は興味深いものでした。患者の状態の変化を調べてみると、ＡグループはＢグループと比べて人工呼吸器、抗生物質、透析の使用率が少なくなったのです。もちろん、実験が終わるまでＡグループの患者は祈られていることを知らされていません。

海外では祈りについて、たくさんの研究結果が発表されていますが、多くがその効果を証明しています。さらに驚くべきことに、祈られた側だけでなく、祈った人の体によい影響が出たという実験も報告されています。

これらのことから、祈りには遠隔的に他者によい影響を与える力があるのではないかと考えられます。そして、第2章で紹介しました仏教の回向の考え方をかけ合わせますと、他者への祈りは生きている者だけではなく、亡くなった方にも届くのではないかと思うのです。

祈りとホルモンの関係

祈りは、祈った側の視点から分析すると次のように説明できます。

まず、祈りには3つの種類があります。

ひとつは呪いです。古来から藁人形に五寸釘を刺して呪いをかけることがありますが、呪いの感情で捧げた祈りにはコルチゾールというホルモンが分泌されることがわかっています。コルチゾールとはがんを生成することで知られるストレスホルモンです。これは自分の免疫を壊してマイナスの作用をもたらします。つまり、呪いは相手にだけではなく、自分にとっても悪い影響が出るのです。

2つ目は自分への祈りです。

「何かよいことがありますように」「宝くじが当たりますように」「仕事で成功したい」など、自分のために祈るとアドレナリンが脳内に分泌されます。アドレナリンは集中力を促すホルモンとして広く知られているので、害はないと思うかもしれません。たしかに適度な分泌量ならよいのですが、日常的に出過ぎると、高血圧になったり、怒りっぽくなったりします。つまり、自分への祈りは結果的に、逆効果とも言えるのです。

そして、３つ目は他者への祈りです。「あの人が幸せになれますように」「あの人の病気がよくなりますように」といった祈りの仕方です。

他者のための祈りはオキシトシンというホルモンを促します。これは〝愛のホルモン〟とも呼ばれていて、母乳を与えている母親から分泌されることで知られています。体を修復する作用を持っており、産後にダメージを受けた母親の肥立ちがよいのはこのためです。つまり、他者への祈りは相手のためだけでなく、自分にとってもよい行為なのです。

先ほどご紹介しました、祈った側の人間にもよい効果が出たお話というのは、決して眉唾というわけではなく、科学的にも説明ができるということですね。

亡くなった人への祈りは三方良し

さて、祈りを本書のテーマである「亡くなった人にできること」に当てはめると、次のようなことが言えるのではないでしょうか。

亡くなった人に対して「ああすればよかった」などと後悔していれば、免疫細胞を破壊するコルチゾールを分泌。また、「病院に殺された」「裁判を起こしてやる」などと思っていると、興奮状態となってアドレナリンが出過ぎてしまいます。これでは、故人に対しても回向による、よいメッセージを送ることができません。

一方で、亡くなった方に対して、

「あの世で幸せにやっていますか？　私は元気ですよ」

といった祈りを捧げると、オキシトシンが出て自分への癒やし効果にもなります。さらに、回向を通して亡くなった人へよい影響を与えることもできます。素晴らしい行為だと思いませんか？

祈りは、科学的に見て無意味ではなく、仏教的にも故人の周りを照らしてくれる効果を持っています。ですから、もしあなたが、「何もできることがない」と思っていたり、後悔ばかりしていたりするのなら、ぜひ祈ってみるとよいと思います。

祈りの仕方は自由です。宗教のような儀礼やルールはありません。鐘を突く必要もありませんし、仏壇に餅をあげる必要もありません。

1日に何回してもよいですし、1週間に1回だけでも大丈夫です。教会やお寺に行く必要もありません。自宅にいながら祈るだけで十分でしょう。

ただ唯一のルールは、相手のことを真剣に想うこと。

人の幸せのために祈る。そうすれば、あなたもあなたの周りも照らされるはずです。

おわりに

「会者定離《えしゃじょうり》」

会うものは必ず離れる定めにあるという意味の諺《ことわざ》です。

私たちはどんなに思い願おうとも、「死」から免れることはできません。この世の生きとし生けるものすべては、誕生したその次の瞬間から死亡率100％という運命を背負って生きているのです。

しかし、その当然の摂理を、私たちはずいぶん長いこと直視せずに生活してきました。

たとえば、科学の恩恵を受けてどんどん延びる寿命。アンチエイジングの技術でいつまでも保つことができる若々しさ。食べられなくなっても、呼吸ができなくなってもなんとかしてくれる延命治療。その結果、辿りついたのが今の状況です。つまり、朝の「いってらっしゃい」のあとに、夜の「おかえりなさい」が必ずあるという錯覚、今使っている手帳は必ず最後まで埋まっていくのだという根拠のない確信に鈍らされて、「死」について考えることを止めてしまっていたのです。

しかし、どうしたって避けては通れない問題なのだということに、大切な人を亡くした人は今、気付かされているのでしょう。そして、これまでないがしろにしてきた分、私たちは「死」に対してずいぶんと弱くなってしまったようです。後悔を抱える人が多くいらっしゃるのは、こういったことが原因として関係しているのかもしれません。

いずれにしても、日本は２０４０年には年間死者数が１６０万人を超える多死時代を迎えます。病院のベッドや医療・福祉・介護従事者の数は足らなくなると予想されており、「死」は病院という箱のなかから私たちの生活の場である地域へと流れ出てきます。今後は自宅での看取りは不可欠となるでしょう。

だからこそ今、私たちは「死」との向き合い方をもう一度考えなおす必要があるのです。社会は大きなパラダイムシフトの時機を迎えているように感

じます。ひとりひとりがあらためて「死」と向き合い、四苦八苦しながらも、その悲しみのどん底から見つけ出すもの。それが、社会を変え、これからの未来を支える礎となるような気がしてなりません。

「死」と真正面から向き合う。

大切な人は、最期にその機会を私たちに託して逝きました。それをどう活かすかは、私たち次第。「しっかりやんなさいよ」と、大切な人の厳しくも優しい声が聞こえてくるようです。

玉置妙憂

玉置妙憂（たまおき・みょうゆう）

看護師・看護教員・ケアマネージャー・僧侶。東京生まれ。専修大学法学部卒業。夫の〝自然死〟という死にざまがあまりに美しかったことから開眼し出家。高野山真言宗にて修行を積み僧侶となる。「非営利一般社団法人 大慈学苑」を設立し、終末期からひきこもり、不登校、子育て、希死念慮、自死ご遺族まで幅広く対象としたスピリチュアルケア活動を実施。講演会やシンポジウムなど幅広く活動している。『まずは、あなたのコップを満たしましょう』(飛鳥新社)『死にゆく人の心に寄りそう医療と宗教の間のケア』(光文社新書) など著書多数。

亡くなった人にできること
死んだ人はどこへ行き、何を思うのか

2021年1月18日　初版発行

著　者　玉置妙憂
発行者　野村直克
発行所　総合法令出版株式会社
〒103-0001 東京都中央区日本橋小伝馬町15-18
EDGE 小伝馬町ビル 9 階
電話　03-5623-5121
印刷・製本　中央精版印刷株式会社

ISBN 978-4-86280-783-0
総合法令出版ホームページ　http://www.horei.com/